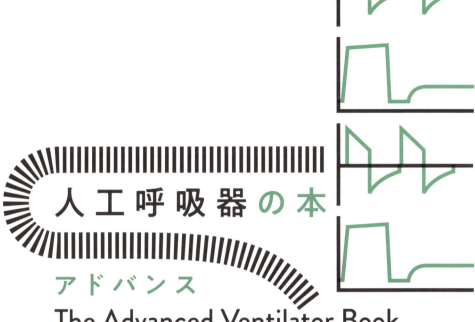

人工呼吸器の本
アドバンス
The Advanced Ventilator Book

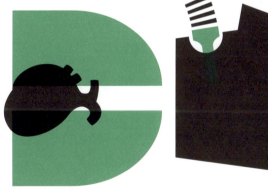

William Owens, MD 著
Associate Professor of Clinical Medicine
Division Chief for Pulmonary, Critical Care, and Sleep Medicine
Palmetto Health-USC Medical Group
University of South Carolina School of Medicine
Columbia, South Carolina, USA

田中竜馬 訳
Medical Director, Intensive Care Unit
Pulmonary & Critical Care Medicine
Intermountain LDS Hospital
Salt Lake City, Utah, USA

メディカル・サイエンス・インターナショナル

Authorized translation of the original English edition,
"The Advanced Ventilator Book", First Edition
by William Owens

Copyright © 2017 by William Owens
All rights reserved.

© First Japanese Edition 2018 by Medical Sciences International,
Ltd., Tokyo

Printed and Bound in Japan

緒 言

　私が何年にもわたり教育する機会があったフェロー，研修医，医学生，看護師，呼吸療法士のために，本書を執筆した。医学は芸術や科学というより，「技能・技術」であると，私は思う。その技能を高めるには，「職人」としての献身が必要である。また，その技能を誰か別の人物へとつないでいくことは，医学の役割の1つだ。本書では，私が集中治療医学について学んできたことを，次世代へと伝えることを試みた。

　本を書くことも，医師であることも，簡単なことではない。私の妻であり，「冒険仲間」でもあるLorienからの愛情とサポートなしでは，どちらも達成できなかっただろう。

訳者序文

　人工呼吸器の扱いに慣れてきたと思っても，重症患者さんを目の前にするとやはり悩むことが少なくありません。「重症喘息患者の最高気道内圧が高いけど，この設定のままでいいのだろうか？」とか「重症ARDS患者のPao2が低いのだけど，良くするには何ができるのだろう？」など，臨床現場では疑問が尽きません。

　前書『人工呼吸器の本　エッセンス』で基礎を学んで，「さらに人工呼吸管理についての疑問を解決したい！」という方へのWilliam Owens先生からの贈り物が本書です。アドバンスの名にふさわしく，今回は重症患者への人工呼吸管理に重点を置いた内容になっています。さまざまな方法でのPEEP設定や，気管支攣縮へのヘリオックス吸入，重症ARDSへの腹臥位換気と筋弛緩，呼吸不全に右心不全が合併しているときの吸入肺血管拡張薬，人工呼吸器だけでガス交換を保てないときのECMOなど，前書で基礎を学んだ方がさらに詳しく学べるよう，関連するエビデンスと生理学を元に解説しています。

　呼吸を含めた重症患者への治療で重要になるのは，やはり生理学の考え方です。前書の「付録：使える知識」で扱っていた呼吸・循環の生理学について，本書ではまず最初にChapter 1で詳しく解説しています。生理学というと無味乾燥で臨床に直結しない印象をお持ちかもしれませんが，ここに示された内容は臨床現場にいる集中治療医が常に頭の中で考えていることで，まさしく生きた生理学です。本書を読めば，ECMOのような治療も生理学と密接に関係しているのもよくわかると思います。エビデンスと生理学の間でバランスを取った診療を，この薄い本の中であますと

v

ころなく提示しているのが本書の最大の魅力でもあります。

　前書から繰り返し強調されているように，人工呼吸器は決して肺を良くする器械ではありません。人工呼吸器でできることは，あくまでも患者さんの肺が良くなるまでの補助をすることです。「重症呼吸不全での7つのルール」(Chapter 3)にあるように「治療的かもしれないが治癒的ではない」(ルール1)のが人工呼吸器です。したがって，「正常値にこだわらない」(ルール3)ようにして「必要以上に患者を傷つけない」(ルール2)ように使います。この原則は重症患者でも変わりません。重症だからといって，めったやたらと何でもやっていいわけではなく，またAdvancedな治療は必ずしも効果が証明されているわけではありません。そのため，さまざまな治療方法を「試してみるのを恐れない」(ルール4)のも大事ではあるのですが，血液ガスの値を良くすることにこだわらず「治療方針を変えないことも恐れない」(ルール5)ようにして，「ポジティブでいる」(ルール7)ほうが患者さんにとって良いこともあります。バランスは大事なのです。

　「人工呼吸器の本」シリーズの特徴は，忙しい診療の間の限られた時間で読めて，必要な情報が手に入ることです。今回もまたさくっと読んで使える知識を身につけてみましょう。

2018年6月

田中 竜馬

はじめに

『人工呼吸器の本　エッセンス(*The Ventilator Book*)』は，医学生，研修医，看護師，呼吸療法士にとって指針となるように書いた。人工呼吸器についてのクイック・レファレンスになり，簡単に読める概略になることを目標にした。読者からのフィードバックを見る限り，この目的は達成されたように思う。

本書『人工呼吸器の本　アドバンス(*The Advanced Ventilator Book*)』は，前書『人工呼吸器の本　エッセンス』で好評であった形式と構成をそのままに，読者を次のレベルに誘うことを目標にした。重症患者の治療に多少の経験があり，重症呼吸不全の管理についての指針を希望する臨床家を対象にした。本書は，人工呼吸の基本と，重症疾患や傷害の病態生理を読者がすでに理解していることを前提にしている。最初の2つのchapterでは基本に戻り，酸素供給の概要と，高二酸化炭素許容人工換気法の概念について説明する。その後に，PEEPの調節，重度の気管支攣縮がある患者の治療，腹臥位換気と治療的筋弛緩の使用，吸入一酸化窒素とプロスタサイクリン，VV ECMO，そして最後にそれらすべてを合わせた治療戦略を解説する。

『人工呼吸器の本　エッセンス』の特徴は，実際に使うことを強調している点である。特定の人工呼吸器モードや治療についての理論的根拠を示した教科書や文献は多数あるが，実際にどう行うのかを解説した本は比較的少ない。『人工呼吸器の本　アドバンス』でも，臨床家が理論を実践に活かせるよう，前書と同じく段階的に指針を示した。

また，前書と同様に本書でも，治癒ではなく，補助して肺を守る

vii

ことを強調している。魔法の治療を約束することはできない。そのようなものはないのだから。重症呼吸不全の患者に人工呼吸器を使えば害を及ぼす危険性が非常に高いため，防止可能な肺傷害を防ぐことを，本書のどのchapterでも強調している。集中治療医学の多くは補助こそが本質であり，急性呼吸不全の治療も例外ではない。

目次

chapter 1 　酸素の供給と消費　1

chapter 2 　高二酸化炭素許容人工換気法　17

chapter 3 　重症呼吸不全での7つのルール　25

chapter 4 　PEEP, もっと PEEP, 最適な PEEP　31

chapter 5 　重度の気管支攣縮　47

chapter 6 　腹臥位換気と筋弛緩　61

chapter 7 　吸入肺血管拡張薬　73

chapter 8 　VV ECMO　83

chapter 9 　午前2時　95

参考文献　109

索引　113

注　意

本書に記載した情報に関しては，正確を期し，一般臨床で広く受け入れられている方法を記載するよう注意を払った。しかしながら，訳者・著者ならびに出版社は，本書の情報を用いた結果生じたいかなる不都合に対しても責任を負うものではない。本書の内容の特定な状況への適用に関しての責任は，医師各自のうちにある。

　訳者・著者ならびに出版社は，本書に記載した薬物の選択，用量については，出版時の最新の推奨，および臨床状況に基づいていることを確認するよう努力を払っている。しかし，医学は日進月歩で進んでおり，政府の規制は変わり，薬物療法や薬物反応に関する情報は常に変化している。読者は，薬物の使用にあたっては個々の薬物の添付文書を参照し，適応，用量，付加された注意・警告に関する変化を常に確認することを怠ってはならない。これは，推奨された薬物が新しいものであったり，汎用されるものではない場合に，特に重要である。

chapter 1

酸素の供給と消費

　呼吸や集中治療の教科書の多くには,「酸素が最も重要であり,生命の基礎を築く」などと書いてある。臨床研修では,早期に高流量酸素を開始することが緊急時の救命処置であると教わる。救急室や集中治療室では,パルスオキシメータが90％以上(たいていの場合95％以上)を示すようにすることが強調され,同様に動脈血酸素分圧(Pao_2)は正常の90〜100 mmHgにするように言われる。

　一見,このアプローチには何ら問題がないように思える。酸素は実際に生命に必要なので,低酸素血症を避けるのは蘇生の中心である。しかし,重症呼吸不全の治療では,Pao_2を正常にするのが不可能であったり,肺が傷つくくらい気道内圧を高くして初めて達成できることもある。そこで,酸素供給と酸素消費についてもっとよく理解する必要がある。

酸 素 含 有 量

　ヘモグロビンは完全に飽和すると,1 gあたり酸素1.34 mLと結合する。ヘモグロビンと結合する以外に,微量の酸素が血漿に溶解して運搬される。溶解する量はPao_2で決まり,血漿への酸素の溶解係数は0.003である。これをまとめると,動脈血酸素含有量(Cao_2)は次の式で表される。

1

$$CaO_2 = 1.34 \times Hgb \times \frac{SaO_2}{100} + (PaO_2 \times 0.003)$$

　上の式で，Hgbはヘモグロビン量，SaO_2は動脈血酸素飽和度である。正常では，ヘモグロビンが15 g/dL，SaO_2は100%，PaO_2は100 mmHgなので，動脈血の酸素含有量は20.4 mL/dLになる。溶解した酸素（$PaO_2 \times 0.003$）の割合は非常に小さく，0.3 mL/dLにすぎないことは重要である。酸素含有量の98.5%はヘモグロビンと結合しており，溶解している酸素の割合は無視できるほど小さい。人工呼吸器で吸入酸素濃度（FIO_2）を上げて（SaO_2が100%のまま）PaO_2を500 mmHgにしたとしても，酸素含有量は1.2 mL/dL増えるだけにすぎない。

　重度の貧血（Hgb < 5 g/dL）があるか，高圧酸素療法を行う場合を除いては，酸素飽和度を十分に保つ以上にPaO_2を高くすることは重要ではない。実際，酸素含有量や酸素供給量を計算するときには，式を簡単にするためPaO_2を無視することが多い。

▶　　酸素の法則1：大事なのはSaO_2で，PaO_2ではない。

酸 素 供 給 量

　酸素は動脈血に積み込まれたあと，組織へと運搬されて代謝に使われる。1分あたりに循環する血液の量が心拍出量（C.O.）で，単位はL/分である。CaO_2の単位はdLなので，単位を揃えるために10をかけて，酸素供給量（DO_2）の式は次のようになる。

$$\mathrm{D_{O_2}} = \mathrm{C.O.} \times \mathrm{Ca_{O_2}} \times 10$$

　正常の心拍出量を5L／分とすると，$\mathrm{D_{O_2}}$は1,020 mL／分になる。身長や体重の異なる患者間で比較するために，$\mathrm{D_{O_2}}$を体表面積で割った指標（$\mathrm{D_{O_2}I}$）を使うこともある。「典型的な」体表面積は1.7 m^{2}なので，「典型的な」$\mathrm{D_{O_2}I}$は1,020／1.7＝600 mL／分／m^{2}になる。

　酸素供給量に最も影響するのは心拍出量である。低酸素血症があっても，組織に必要な酸素量を供給するには心拍出量を増やせば十分なことがある。下の表には，重度の貧血や低酸素血症がある状態において，心拍出量を増やすと酸素供給量にどう影響するか示してある。また，貧血のほうが低酸素血症よりも酸素供給量に影響することも，この表からわかる。計算を簡単にするために$\mathrm{Pa_{O_2}}$は省略してある。

▶　酸素の法則2：心拍出量を増やせば低酸素血症を相殺できる。

酸素供給量の変化

C.O.	Hgb	$\mathrm{Sa_{O_2}}$	$\mathrm{D_{O_2}}$
3 L／分	15 g／dL	100%	603 mL／分
8 L／分	7 g／dL	100%	750 mL／分
5 L／分	15 g／dL	100%	1,005 mL／分
8 L／分	15 g／dL	75%	1,206 mL／分

酸素消費量

　安静時の酸素消費量(Vo_2) はおよそ $200 \sim 250$ mL／分で, 体表面積で割った指標(Vo_2I) は安静時で $120 \sim 150$ mL／分／m^2 になる。健常な人は運動時に Vo_2 を最高で安静時の 10 倍にまで増やすことができ, トップアスリートなら $20 \sim 25$ 倍に増やすことができる。敗血症性ショックや多発外傷, 熱傷のような重症疾患では, Vo_2 はふだんよりも $30 \sim 50\%$ 増加する。

　組織による酸素消費量は, 臓器によって異なる。脳と心臓は最も多く酸素を消費し, 髪や骨, 爪などはほとんど消費しない。話がややこしいのは, 臓器によって受け取る心拍出量も異なることである。たとえば, 最も多く酸素を消費する脳には心拍出量の 15% が流れる。一方で, 冠循環には心拍出量の 5% しか流れないため, 酸素供給量のうちで消費される割合はずっと高くなる。臨床家にとって幸いなことに, このようなややこしい話は重要ではない。というのは, 実験動物でなければ臓器ごとの酸素供給量と消費量をモニターするのは実際的ではないためである。一方で身体全体の Vo_2 は, 肺動脈カテーテル(こちらのほうが精度が高い)か, 非侵襲的心拍出量モニターと中心静脈血酸素飽和度の組み合わせ(こちらのほうが精度は低い)から, 比較的簡単に測定することができる。呼気の酸素含有量を調べるのに比べると正確ではないが, 臨床においては十分に近い概算である。

　肺動脈カテーテルで混合静脈血酸素飽和度($S\bar{v}o_2$) を測定すれば, 混合静脈血酸素含有量($C\bar{v}o_2$) は次の式で計算できる。

$$C\bar{v}_{O_2} = 1.34 \times Hgb \times \frac{S\bar{v}_{O_2}}{100} + (P\bar{v}_{O_2} \times 0.003)$$

　ここで，$P\bar{v}_{O_2}$は混合静脈血酸素分圧である。動脈血酸素含有量と同様に，溶解する酸素の量（$P\bar{v}_{O_2} \times 0.003$の部分）は少ないため省略できる。したがって，ヘモグロビンが15 g／dL，$S\bar{v}_{O_2}$が正常の75％であれば，混合静脈血酸素含有量は15.1 mL／dLになる。正常では，動脈血と混合静脈血の酸素含有量の差は3〜5 mL／dLである。

　V_{O_2}を計算するには，動脈血と混合静脈血の酸素含有量の差に心拍出量をかけて，さらに単位を揃えるために10をかける。

$$V_{O_2} = C.O. \times (Ca_{O_2} - C\bar{v}_{O_2}) \times 10$$

この式を展開すると次のようになり，

$$V_{O_2} = C.O. \times [(1.34 \times Hgb \times \frac{Sa_{O_2}}{100}) - (1.34 \times Hgb \times \frac{S\bar{v}_{O_2}}{100})] \times 10$$

まとめて簡単にすると次のようになる。

$$V_{O_2} = C.O. \times 1.34 \times Hgb \times (\frac{Sa_{O_2}}{100} - \frac{S\bar{v}_{O_2}}{100}) \times 10$$

　この式から，心拍出量が5 L／分であれば，V_{O_2}は250 mL／分

になる。典型的な体表面積 1.7 m^2 を用いると，体表面積で割った指標（$V_{O_2}I$）は 147 mL／分／m^2 となる。

D_{O_2} と V_{O_2} を合わせて使うと

D_{O_2} と V_{O_2} を別々に知っていても特に役には立たない。臨床で問題になるのは，身体の酸素消費量に見合うだけの十分な酸素供給があるかどうかである。この問いに答えるには，$D_{O_2}：V_{O_2}$ が役立つ。安静時でも労作時でも，心拍出量が変化することによって $D_{O_2}：V_{O_2}$ はおよそ 4：1〜5：1 に保たれる。これによって予備量が生じる。結局のところ，身体にとって絶対に必要なだけの酸素を常に供給するのでは，生存の観点からはあまり役に立たない。生理学的な予備量がなければ，襲撃者からあわてて逃げなければならなかったり，高熱や肺塞栓に対処しなければならなかったりというような，突然の変化に耐えられないことになる。

次の図に示すように，D_{O_2} が大きく変化しても V_{O_2} は一定のままである。これは先に述べた生理学的予備量が存在するためである。しかし，D_{O_2} があまりに低下すると，それより下がると酸素消費量も低下してしまうようなポイントに到達する。このポイントのことを，生理学では無酸素性（あるいは低酸素性）閾値と呼ぶ。このポイントに到達すると予備量はなくなり，酸素消費量は供給によって決まることになる。長時間にわたってこのポイントを下回ると，重度の酸血症になり，たいていの場合生存することができない。

$D_{O_2}＝V_{O_2}$ となるところで無酸素性閾値が起これば理にかなっているのだろうが，実験によると $D_{O_2}：V_{O_2}＝2：1$ に近いところ

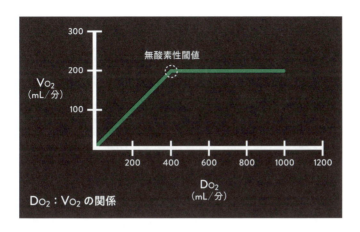

$D_{O_2} : V_{O_2}$ の関係

で起こる。これは臓器によって酸素消費が異なることで説明できる。髪や歯, 骨を流れる心拍出量は, もっと重要な臓器の酸素消費を満たすのには貢献しないためである。

数学的には, $D_{O_2} : V_{O_2}$ は次の式のようになる。

$$D_{O_2} : V_{O_2} = [C.O. \times 1.34 \times Hgb \times \frac{Sa_{O_2}}{100} \times 10] :$$
$$[C.O. \times 1.34 \times Hgb \times (\frac{Sa_{O_2}}{100} - \frac{S\bar{v}_{O_2}}{100}) \times 10]$$

共通する部分を消してしまうと, 式はかなり簡単になる。

$$D_{O_2} : V_{O_2} = [\cancel{C.O.} \times \cancel{1.34} \times \cancel{Hgb} \times \frac{Sa_{O_2}}{100} \times \cancel{10}] :$$
$$[\cancel{C.O.} \times \cancel{1.34} \times \cancel{Hgb} \times (\frac{Sa_{O_2}}{100} - \frac{S\bar{v}_{O_2}}{100}) \times \cancel{10}]$$
$$= Sa_{O_2} : (Sa_{O_2} - S\bar{v}_{O_2})$$

Sa_{O_2}が100％だとすれば，$S\bar{v}_{O_2}$と$D_{O_2}：V_{O_2}$の関係は以下の表のようになる。

$D_{O_2}：V_{O_2}$	$S\bar{v}_{O_2}$
5:1	80%
4:1	75%
3:1	67%
2:1	50%

$S\bar{v}_{O_2}$は肺動脈カテーテルを使えば直接かつ持続的に測定できるので，この関係を使って$D_{O_2}：V_{O_2}$を容易に推定できる。肺動脈カテーテルを使用していない場合には，内頸静脈か鎖骨下静脈から中心静脈カテーテルを挿入して静脈血を採取することで，中心静脈血酸素飽和度(Scv_{O_2})を測定できる。通常，Scv_{O_2}は$S\bar{v}_{O_2}$よりも5～8％高い。肺動脈カテーテルで得られる真の混合静脈血酸素飽和度ほどは正確ではないが，Scv_{O_2}も$D_{O_2}：V_{O_2}$を推定するのに用いることができる。

$D_{O_2}：V_{O_2}$の代理として$S\bar{v}_{O_2}$を使うことで，酸素供給が需要に間に合っていないのを見つけることができる。酸素需要と供給の関係が変われば$S\bar{v}_{O_2}$が変化するため，$S\bar{v}_{O_2}$を使えば実際のD_{O_2}とV_{O_2}を持続的に計算しなくてすむという利点もある。酸素供給が消費に対して相対的に低下すれば，$S\bar{v}_{O_2}$が低下する。$S\bar{v}_{O_2}$が70％未満なら原因検索が必要で，60％未満であれば間違いなく問題である。これは患者が無酸素性閾値に近づきつつあることを示している。

D_{O_2}の式からわかるように，酸素供給量が減少しているときに

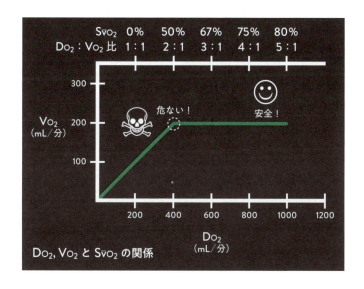

D_{O_2}, V_{O_2} と $S\bar{v}_{O_2}$ の関係

は必ず原因として，心拍出量低下，貧血，低酸素血症の3つのうちのいずれかがある。これらを修正すれば酸素供給量は増加して，$S\bar{v}_{O_2}$は上昇するはずである。覚えておかなければならないのは，3つのうちで心拍出量が最も酸素供給量に影響することだ。うっ血性心不全や循環血液量減少，出血性ショック，心タンポナーデなどの状態では，心拍出量が減少する。

▶ 酸素の法則3：低灌流状態では$S\bar{v}_{O_2}$が低下する。

重症呼吸不全では低酸素血症を是正できないかもしれない。D_{O_2}：V_{O_2}が一定のままだとすると，Sa_{O_2}が低下すれば$S\bar{v}_{O_2}$も下がる。酸素摂取率（O_2ER）を計算すれば，Sa_{O_2}が非常に低い場合でも酸素供給と需要のバランスを手早く推定することができる。

chapter 1 | 酸素の供給と消費　　9

$$O_2ER = \frac{SaO_2 - S\bar{v}O_2}{SaO_2}$$

正常のSaO_2は100％，$S\bar{v}O_2$は75％なので，$O_2ER＝(100 - 75)／100＝25／100＝0.25$，すなわち25％になる。これは，酸素供給量のうち25％が組織によって摂取され消費されることを示す。正常のO_2ERは20〜25％である。

重度の呼吸不全があってSaO_2が84％の患者の例を考える。$S\bar{v}O_2$は60％であったとする。ここまでの話からは，60％というのは低くて心配である。しかし，9ページの図はSaO_2が100％と仮定しての話であった。今回の例で酸素摂取率を計算すると，次のようになる。

$$\frac{(84 - 60)}{84} = \frac{24}{84} = 0.286, \text{すなわち} 28.6\%$$

O_2ERは正常範囲の20〜25％よりも少し高いが，極端に高いわけではない。別の見方をすると，この28.6％という酸素摂取率は，SaO_2が100％で$S\bar{v}O_2$が71.4％の場合と同じだともいえる。

もうひとつの例として，重症呼吸不全があってSaO_2が86％の患者を考えてみる。$S\bar{v}O_2$は49％である。$O_2ER＝(86 - 49)／86＝0.43$，すなわち43％である。これは，SaO_2が100％で$S\bar{v}O_2$が57％の場合と同じなので，まさしく低心拍出量が懸念される。O_2ERが30％以上であれば原因検索が必要で，40％以上になれば無酸素性閾値に近づきつつあることを示す。

▶ 酸素の法則4：Do_2：Vo_2や$S\bar{v}o_2$, O_2ERは酸素供給と酸素消費のバランスを反映するが, 特定の治療目標を示すわけではない。

結局, どれくらいの酸素が実際に必要なのか?

生理学者や臨床アルゴリズム作成者にとって不運なことに,「$S\bar{v}o_2$を70%以上にしておけばすべてOK」とは単純にいかない。集中治療の文献に詳しい者にとって, これは驚くに値しないだろう。何か1つの生理学的指標に基づいて治療することを提唱する研究は数多くあったが, そのどれもが結局は間違っていると証明されているからだ。酸素供給と酸素需要, ストレス反応, 細胞適応を合わせた過程は複雑すぎてこの章でまとめることはできないし, ましてやどんなときにも当てはまるアルゴリズムなど作れるはずもない。

海抜0メートルで大気を吸っていれば, 正常のPao_2は90～100 mmHgである。しかし, ヒトはもっと低いPao_2で長時間過ごすこともできる。耐えられる最低のPao_2やSao_2はわかっておらず, 重症患者に酸素投与を差し控えるような研究をIRB（研究倫理審査委員会）が承認することは今後もないだろう。どれくらいの低酸素血症に耐えられるかは, 患者の年齢や合併疾患, 居住環境, 遺伝素因, 身体的ストレスへの対応能力によって大いに違ってくる。わかっているのは, 人によっては中等度あるいは重度の低酸素血症にも耐えうるということだ。次のことを覚えておく必要がある:

chapter 1 ｜ 酸素の供給と消費　　11

- 心筋や骨格筋のミトコンドリアのPo_2は正常で1〜5 mmHg である。
- Po_2が0.1〜1 mmHgに下がってはじめて，ミトコンドリアでの酸化的リン酸化が低下する。
- エベレストを登る登山家がお互いの大腿動脈から採取した血液ガスでは，Pao_2が24〜28 mmHgであったが，無事に生きている。
- 敗血症性ショックで問題なのは，組織への酸素供給が足りないことではなく，供給された酸素を組織が適切に代謝できないことである。そのため，$S\bar{v}o_2$が80%であっても患者は死亡する。この理由は（かなり）不完全にしかわかっていない。
- ARDS Networkによる数多くの研究では，Pao_2が55 mmHg（Sao_2は88%）まで下がってもよいとしている。この件について前向き研究から手に入れられるエビデンスとしては最善のものであろう。
- ARDS Networkの研究では，1回換気量を大きくしたほうが酸素化はよくなったが，死亡率は高くなった。このことから，肺傷害を防ぐほうが酸素化をよくするよりも重要であることが示唆される。
- 人工呼吸患者の酸素化をよくすると示された治療法は数多くあるが，死亡率を改善させると示されたものはない。

　酸素供給が十分かどうか調べる方法として乳酸値を使うのは魅力的ではあるが，限界もある。一般に考えられているのとは異なり，重症疾患での乳酸産生のほとんどは嫌気性代謝によるものではない。解糖系と糖新生が障害されたり変化することによって，

ピルビン酸(代謝されて乳酸になる)の産生が増えるのが原因である。乳酸は,交感神経刺激があるときに心筋が好んで使う燃料で,好気性細胞呼吸によって産生される。したがって,乳酸は身体的ストレスを示す非特異的マーカーと考えるべきである。気管挿管や輸液のあとに乳酸値が低下しても,患者が治療に反応していることを示しているにすぎず,嫌気性代謝だったものが好気性代謝に戻ったことを示しているわけではない。同様に,乳酸が上昇すれば,交感神経緊張とコルチゾールによるストレス反応が増すような状態にあることを示す。酸素供給量を増やしても状況がよくなるとは限らず,どのように反応するかは原因次第である。

▶ 酸素の法則5：SaO_2, $S\bar{v}O_2$, O_2ER, 乳酸値はどれも情報の1つにすぎず,それ自体が治療目標になるわけではない。尿量や末梢灌流,意識状態,その他の臨床情報を合わせて考慮して,治療方針を決めるべきである。

酸 素 毒 性

「酸素投与は(特に高濃度で)害になりうる」という考えは,目新しいものではない。新生児では,高いFIO_2が網膜症や気管支肺形成異常の原因になる。成人患者では,高酸素血症が急性心筋梗塞や心停止後のアウトカムを悪化させるというエビデンスがある。成人患者に高いFIO_2を使うと,気管気管支を刺激したり,吸収性無気肺(肺胞を開いておくはずの窒素がないので,酸素が吸収されると肺胞が虚脱する)を起こしたりする。

chapter 1│酸素の供給と消費　　13

実験では，感染症や炎症，組織再灌流があるときに活性酸素が増えることが示されている。臨床的意義は明らかではないが，活性酸素の増加は炎症の要素として知られており，感染症に対する宿主応答の一部なのかもしれない。活性酸素は*in vitro*では細胞傷害やアポトーシスを起こすが，*in vivo*では塩化物イオンなどと急速に結合してその効果は減弱する。Pao_2自体がどれくらい関与するかもはっきりとはわかっておらず，活性酸素の増加はどのような好気条件下でも（必ずしも高酸素血症が原因ではなく），炎症や再灌流の一部として起こっているのかもしれない。

臨床的に有意な酸素毒性がヒトにどれくらい起こるかはあまりわかっておらず，Pao_2自体がどれほど関与するかもわかっていない。しかし，毒性があるかわからないからといって，それが起こらないことにはならない。したがって，酸素を薬剤と同じように扱って，必要なだけ投与するというのが最も安全だ。敗血症性ショックでのノルアドレナリン投与に例えるとわかりやすい。平均血圧は正常で93 mmHgだが，65 mmHgあれば組織灌流には十分なので，ノルアドレナリンは平均血圧が65 mmHgになるよう調節する。なぜならそれで十分だからだ。もっと高い「正常の」平均血圧を目標にすれば，より高用量のノルアドレナリンが必要になり，患者を副作用（指趾の虚血，内臓血管収縮，後負荷増大による心機能低下など）の危険にさらすことになる。

高酸素症を避けることは簡単で，Fio_2を下げさえすればよい。正常酸素ですら必要なく，高いFio_2や人工呼吸器による高い気道内圧にさらす危険性を避けるためには，ある程度の低酸素血症を許容するほうがよいのかもしれない。覚えているだろうが，酸素供給量には酸素飽和度よりも心拍出量による影響のほうがはる

かに大きいので，Sao_2 や Pao_2 を厳密に調節するよりは酸素供給量が十分かどうかに焦点を合わせる。

▶ 酸素の法則6：必要な分だけの酸素を与える。それは思っているよりも少ないかもしれない。

酸素の法則6つ

1. 大事なのは Sao_2 で，Pao_2 ではない。

2. 心拍出量を増やせば低酸素血症を相殺できる。

3. 低灌流状態では $S\bar{v}o_2$ が低下する。

4. Do_2：Vo_2 や $S\bar{v}o_2$，O_2ER は酸素供給と酸素消費のバランスを反映するが，特定の治療目標を示すわけではない。

5. Sao_2，$S\bar{v}o_2$，O_2ER，乳酸値はどれも情報の1つにすぎず，それ自体が治療目標になるわけではない。尿量や末梢灌流，意識状態，その他の臨床情報を合わせて考慮して，治療方針を決めるべきである。

6. 必要な分だけの酸素を与える。それは思っているよりも少ないかもしれない。

chapter 2

高二酸化炭素許容人工換気法

　高二酸化炭素許容人工換気法(permissive hypercapnia)とは，肺傷害を起こすような人工呼吸器設定にするよりも，呼吸性アシドーシスになってしまう，あるいは呼吸性アシドーシスのままでいることを許容する診療のことである。この章では，高二酸化炭素血症を「$Paco_2 > 45$ mmHgかつpH＜7.35」と定義することにする。Hicklingらが最初に高二酸化炭素許容人工換気法の考え方を示した2つの文献は，1回換気量を小さくして$Paco_2$を高くすることで，生存率が改善することを示した[1,2]。これに影響されて，ARDS Networkによる代表的なARMA studyを含む後の研究が，小さな1回換気量のほうが優れていることを示した。この分野における研究のほとんどは，急性呼吸促迫症候群(acute respiratory distress syndrome：ARDS)に対して小さい1回換気量(予想体重の4〜6 mL/kg)を使うことのメリットに焦点をおいていて，高二酸化炭素血症の許容そのもののメリットやリスクを調べた研究は少ない。しかし重症の呼吸不全では，軽度〜中等度の呼吸性アシドーシスを許容することに何らかの利点があるのかもしれない。

高二酸化炭素許容人工換気法による肺への利点

　高二酸化炭素血症を許容する一番の根拠は，ガス交換を正常

17

にするよりも，医原性に起こる人工呼吸器関連肺傷害を避けるほうが重要だからである。正常の肺胞を過膨張させると，容量傷害と呼ばれる細胞傷害が起こる。これが人工呼吸器関連肺傷害（ventilator-induced lung injury：VILI）の主な機序で，肺胞にかかる圧（圧外傷の原因になる）にかかわらず起こる。ARMA studyは，1回換気量を予想体重あたり4〜6 mL／kgにすることで，12 mL／kgにした場合に比べて死亡率が低下することを示した[3]。1回換気量を4〜6 mL／kgにした群のほうがガス交換が悪くなったにもかかわらず，結果はこのようになっている。喘息重積発作の患者では，1回換気量を小さく呼吸回数を少なくすることで呼吸性アシドーシスが起こるかもしれないが，動的過膨張や気胸，気縦隔を防ぐことができる。肺胞換気を「正常」にするよりも肺傷害を防ぐほうがはるかに重要なので，高二酸化炭素許容人工換気法を行うのは妥当だと考えられている。

　現在の診療では，ARDSに小さい1回換気量を使うことが強調されているので，呼吸性アシドーシスを是正するために1回換気量を増やすことはまずない。そのかわりに，分時換気量を増やしたり減らしたりするには，換気回数を調節する。ほとんどの場合，人工呼吸器で呼吸回数の設定を増やせば，CO_2を排出してpHを正常にするのに十分である。しかし，酸素化さえ保たれていれば，顕著な呼吸性アシドーシスがあっても生命に別状はないので，このような調節は必要ないのかもしれない[4]。実際のところ，呼吸回数を増やすのは有害かもしれない。呼吸回数を増やせば，傷つきやすい肺を開いたり閉じたりする回数が必ず増えることになる。呼吸回数の設定を20回／分にすれば，12回／分にしたときと比べて，1日あたり11,520回も多く呼吸することになる。この呼

吸周期1回ずつが，それぞれのリスクは大きくないにしても，VILIの一因になる危険性がある。動物実験では，可能な限り呼吸回数を少なくすべきという結果が出ているが[5]，ヒトでもこの概念が正しいことを示すには前向き研究が必要だろう。現状では十分にデータがないので，軽度〜中等度の酸血症を是正するためにルーチンに呼吸回数を上げる必要があるのか，疑問に感じても無理はない。

高二酸化炭素許容人工換気法による肺以外への利点

　ヒトでの前向き無作為化試験で，高二酸化炭素許容人工換気法による肺以外への利点を示したものはない。動物実験では，高二酸化炭素血症がフリーラジカル産生や心筋障害，脳虚血を減らすことを示したものがいくつかある[6]。ARDS患者の死亡原因の大多数はもともとの呼吸不全ではなく多臓器障害なので，このように炎症性サイトカインや酸化損傷が減ることは，多臓器不全を減らすのに役立つと証明されるかもしれない。

　健康なボランティアを対象にした研究では，全身麻酔下で調節して高二酸化炭素血症にすると，心拍出量と組織酸素化がともに増加することが示されている[7]。重症ARDS患者を対象にしたある研究は，1回換気量を小さくして呼吸性アシドーシスにすることで心拍出量と酸素供給量が増えることを示したものの[8]，同時に右室機能と血行動態を悪化させる結果にもなった。くも膜下出血と脳血管攣縮のある患者を対象にした研究は，高二酸化炭素血症に調節することで頭蓋内圧を上昇させることなく脳血流が増えることを示した[9]。これらは人工呼吸管理の推奨を変えるには十

分ではないが，人工呼吸管理中に生じる呼吸性アシドーシスが悪いと決めつけるのに反論する内容である。

緩　衝

ARDS Networkが実施したARMA studyとそれ以降の研究のプロトコルでは，pH≧7.15に保つために緩衝液を投与してもよいことになっていた。酸血症を治療するのに炭酸水素ナトリウム（$NaHCO_3$）がよく使われるが，欠点もいくつかある。通常では，炭酸水素イオン（$HCO_3{}^-$）は炭酸脱水酵素の働きによって二酸化炭素（CO_2）と水（H_2O）に変換される。

$$CO_2 + H_2O \Leftrightarrow H_2CO_3 \Leftrightarrow H^+ + HCO_3{}^-$$

正常であれば，この反応によって産生された余分なCO_2を排出することは問題にならない。1〜2回呼吸すれば十分である。しかし，重症呼吸不全ではCO_2を排出できないかもしれず，炭酸水素ナトリウムを投与することで実際にpHが低下することもある。さらに，CO_2は細胞膜を越えて自由に拡散できる（脳脊髄液を含めて）のに対して，$HCO_3{}^-$は拡散できないので，たとえ炭酸水素ナトリウムによってpHが上昇しても，細胞内のアシドーシスは悪化することがある。炭酸水素ナトリウムをボーラスで（例えば1アンプル）投与すると，一過性に血行動態が改善することがよくあるが，これはpHの変化によるものというよりナトリウムを投与したためである。同様の効果は，高張食塩水をボーラス投与したときにも起こる。50 mLのアンプルの$NaHCO_3$濃度は8.4%なので，かなり高

張のナトリウム液であることは覚えておく必要がある。

トリスヒドロキシメチルアミノメタン(tris-hydroxymethyl aminomethane：THAM)はH$^+$イオンを直接的に緩衝し，NaHCO$_3$と異なり肺胞換気に依存せず排出される。また，THAMは細胞膜を自由に通過するので，細胞内も緩衝する。呼吸性アシドーシスではTHAMのほうが効率的な緩衝剤となるかもしれないが，臨床データはわずかしかない。しかも，本書を執筆している時点では議論する意味がない。というのも，THAMを製造する唯一の会社が販売を中止してしまったのだ。

人工呼吸管理中に起こる呼吸性アシドーシスを緩衝する必要があるのかは，まだ議論が残るところである。高二酸化炭素許容人工換気法の利点だと(容量傷害の予防に加えて)思われている効果は，pHが高くなると失われるかもしれない。炭酸水素ナトリウム投与には先に述べたような副作用があるかもしれないが，現時点ではそれ以外に臨床的に緩衝剤として使えるものはない。さらに，酸血症には肝臓や腎臓の機能を保護する効果があるかもしれず，またヘモグロビン解離曲線を右方に偏位させ組織への酸素供給量を増やす。pH≧7.15に保つために緩衝剤を使うのは一般的な診療方法ではあるが，効果が示されたわけではない。臨床試験で効果が証明されるまでは，酸血症による副作用が起こっていると考えられるときにのみ緩衝剤を使用するのが賢明だろう。

高 二 酸 化 炭 素 許 容 人 工 換 気 法 の 問 題 点

重症患者での呼吸性アシドーシスにはここまでに述べたような利点があるものの，問題もいくつかある。最も広く知られているの

は，高二酸化炭素血症と頭蓋内圧亢進の関係である。高二酸化炭素血症では，脳血管も含めて血管拡張が起こる。血管が拡張することで脳への酸素供給量が増えるものの[9]，同時に頭蓋内の血液量が増えることにもなるので，頭蓋内コンプライアンスが低下していれば頭蓋内圧が上昇することになる。これが危険かどうかは頭蓋内圧亢進の程度にもよるが，考慮する必要はある。重度の脳損傷のある患者で高二酸化炭素血症が避けられないのであれば，頭蓋内圧モニターを考慮すべきである。

急性肺高血圧でも慢性肺高血圧でも，高二酸化炭素血症が肺動脈圧を上昇させて右室不全を引き起こすことがある。この多くは肺の基礎疾患によるものだが，血行動態が障害されていることを示す臨床的な所見があるのなら，$Paco_2$を下げるメリットがあるかもしれない。

高二酸化炭素血症による他の全身作用は，$Paco_2$上昇そのものによる影響というよりも，pH低下によるものである。このような作用の例に，心収縮力の低下，QT間隔の延長，体血管抵抗の低下，高カリウム血症などがある。呼吸性アシドーシスを人工呼吸器で補正しようとすると肺傷害が起こるのであれば，これらの作用があるときには緩衝剤による治療が必要かもしれない。

高二酸化炭素血症は，細胞レベルでは組織ニトロ化を促し，ペルオキシ亜硝酸の産生を増加させると考えられている。このラジカルは生理的ストレスで放散され，組織傷害を仲介するかもしれないが[10]，臨床における重要性はまだわかっていない。細菌感染に対する好中球活性も高二酸化炭素血症で弱まるが，これは抗菌薬を投与すれば補うことができる[11]。

まとめと推奨

　ARDSによるものであれ，喘息や慢性閉塞性肺疾患(chronic obstructive pulmonary disease：COPD)のような閉塞性肺疾患によるものであれ，重症呼吸不全ではVILIを減らすための戦略として，高二酸化炭素許容人工換気法の効果が証明されている。簡単に言えば，ガス交換を「正常」にするよりも医原性の肺傷害を防ぐほうがはるかに重要なのである。高二酸化炭素許容人工換気法に容量傷害を防ぐ以上の臨床的利点があるかどうかはまだわからないが，現時点の研究からはその可能性はある。

高二酸化炭素許容人工換気法について知っておくべきこと

- 1回換気量に注意する。ARDSでは，1回換気量を予想体重あたり4〜6 mL/kgにするのが推奨される。閉塞性肺疾患では6〜8 mL/kgが推奨される。これよりも大きくするとVILIのリスクが高くなるおそれがある。

- 呼吸回数を多くすれば$PaCO_2$が下がりpHは上がるかもしれないが，傷つきやすい肺を繰り返し開いたり閉じたりすることで害になるおそれがある。

- 重症疾患では，酸血症自体に血流を増やして組織への酸素供給量を増やすというメリットがあるかもしれない。

・pHの値だけをみるのではない。酸血症が原因で，頭蓋内圧亢進や肺高血圧，心収縮力低下，治療に反応しない高カリウム血症，低血圧などの症状が起こっているときにのみ，緩衝剤で治療したり，人工呼吸器の呼吸回数設定を増やしたり，他の人工呼吸器戦略を使ったりすることを考慮する。

chapter 3

重症呼吸不全での7つのルール

ルール1 陽圧呼吸は呼吸を補助するもので, 治療的かもしれないが, 治癒的ではない。

　人工呼吸器がなければ重症呼吸不全の患者は間違いなく死ぬ。患者が回復するまでの間, 陽圧呼吸によってシャントを減らし, ガス交換を改善し, 呼吸仕事量を肩代わりすることができる。しかし, 呼吸不全の原因となった状態や疾患を人工呼吸器が治すということではない。

「とかく医師というのは先後関係を因果関係と取り違えがちだ。」

サミュエル・ジョンソン博士

ルール2 必要以上に患者を傷つけない。

　現代集中治療が始まって以来, 人工呼吸器関連肺傷害 (ventilator-induced lung injury：VILI) は必要悪だと考えられており, 人工呼吸器によって起こる肺傷害のリスクを完全になくすことは現実的でない。とはいえ, VILIの多くは血液ガスを「正常」にしようとしたり, 生理学的パラメータを「適正」にしようとした結果起こっ

25

ているので，実際のところ必要のない悪である。重症呼吸不全では，VILIのリスクが高い割に得られるものは少ない。Pao_2が65 mmHgであれば生命の維持には十分なのに，65 mmHgから95 mmHgに上げようとして肺を傷つけるのは賢明ではない。呼吸を手助けするのに必要最小限の介入をすることに焦点を絞るほうが，長期的にはよっぽど患者にとって有益である。

「病気については次の二つのことに熟達しなければならない。益を与えよ，さもなくば無害であれ。」

ヒポクラテス

ルール3　正常値にこだわらない。

　可能なことではなく必要なことをする。ガス交換を「正常」にする理想を追い求めると，必ずVILIを起こし，必要のない治療を行うことになる。これによって重大な（そして望まない）副作用が起こる。特に重症呼吸不全での2つの目標とは，患者を生き延びさせることと，さらなる傷害が起こる危険性を最小限にすることである。患者を生き延びさせることが言うまでもなく最も重要な目標で，そのためには時に人工呼吸器の圧を非常に高くするのが必要なこともある。しかし，患者を重大な危険にさらすのであれば，その理由は正当なものでなければならない。

　これは重症患者の治療で最も難しい部分かもしれない。我々医療者はみな何が「正常」か学んできているので，検査値や生理学的指標，バイタルサインなどを正常にするという誘惑に駆られる。

「先入主の固定観念は，大砲より大きな損害を与えることがある。」

バーバラ・タックマン

ルール4 試してみることを恐れない。

治療の枠組みとして臨床試験やガイドラインを用いるが，ある患者でうまくいったからといって他の患者でもうまくいくとは限らない。また，きわめて重度の傷害や疾患のある患者への集中治療には，それほどエビデンスがない。したがって，他のことを進んで試し，ある治療がうまくいかないときにはそれを認めることも必要である。このような場合には，プロトコルやクリニカルパスは新しいアプローチを試す妨げになるので害になることがある。

「ほとんどの仮説はとっくに役立たずになっている。」

マーシャル・マクルーハン

ルール5 しかし，治療方針を変えないことも恐れない。

他のアプローチを試すことも必要かもしれないが，よくあるのは，今の人工呼吸器設定で十分に状態を維持できているのに，数字をよくするために方針を変えようとすることだ。これはあまり利益がない割に害になりうるので，避けるべきである。治療方針を変更するのは，傷害を起こすリスクを下げるためか，今の設定では十分に生命維持できていない場合だけにするべきである。医学文献には，酸素化や換気，バイタルサインを改善する方法が山

chapter 3 │ 重症呼吸不全での 7 つのルール 　27

のように書かれているが，実際に患者のアウトカムをよくすると示されたものはほとんどない。

「結局のところ，困難というのはただ克服すべき事柄なのだ。」

アーネスト・シャクルトン

ルール6　早めに気管切開する。

重症呼吸不全の患者は長い経過をたどる。これは，数日で改善する可能性が低く，数週間から数か月にわたり少なくとも何らかの人工呼吸を要する可能性が高いことを意味する。気管挿管しているために鎮静が必要になり，身体をあまり動かさなくなることを合わせて考えると，気管切開を早めにすればするほど，ある程度は身体を動かしてリハビリを始められるのは明らかである。気管挿管と比べると，気管切開をすれば鎮静が少なくなり，患者はより快適になり，もっと身体を動かすことができ，人工呼吸器日数が短くなる。安全にできるようになり次第，すぐに気管切開を行う。

「あんたは病気だったが，もう元気になって，これからやる仕事がある。」

カート・ヴォネガット

ルール7　ポジティブでいる。

呼吸不全の患者のほとんどは，たとえ重症のARDSであっても最終的に回復する。ARDSから回復した患者の肺機能は，6～

12か月後にはほとんど正常になる。長期の気管切開を要するような心肺疾患や神経疾患の患者も，許容できるレベルの生活の質まで回復することができる。ICUでの1〜2週間の経過で「人工呼吸器依存」と決めつけたり「回復の見込みがない」と言ってしまうのは早急で，間違っているかもしれない。やたらと楽観的なのも適切ではないが，悲観的ニヒリズムも同じく適切ではない。

　生き延びることができないような状態もあれば，生存できていくらかは回復するが重度の障害が残り，部分的あるいは完全に人工呼吸サポートが必要なままになることもある。そして最後に，状態によっては長期にわたる集中治療と人工呼吸器が必要になっても生き延びることができ，完全に回復してサポートが必要なくなるチャンスがある。もちろん確実なことは何もないが，呼吸不全の患者を治療するときにはどのシナリオの可能性が最も高いか理解し，患者と家族に説明するべきである。

　いったん治療方針を決めれば，医療者はポジティブな態度を保つことが重要である。患者と家族は励ましや手引きを必要としている。状態が悪化したり，調子のよくない日が続いたりした場合には特にそうである。経過を通じて最も重要なのは，オープンかつ正直にコミュニケーションをとることである。ときには緩和ケアやホスピスに移行するのが適切なこともある。回復しない場合や，新たに重度の合併症が起こった場合がそうである。また，治療成功の見込みが低いにもかかわらず，治療自体がきわめて不快であるか，治療しても許容できない生活の質までしか回復できないため，患者が治療継続を望まない場合がそうである。このような場合には，患者と家族に平穏で快適な死を提供することが重要な役割になる。しかし，合併症を起こしたことにがっかりしたとして

も，それが一時的で可逆的なこともある（たとえば肺炎を起こして，治療が十分に行われるまでは人工呼吸器を再開しなければならない場合など）。この場合には，患者を励まして最終的な目標——受け入れられる生活の質にまで改善すること——に焦点を絞るようにしなければならない。

「態度というのはちょっとしたことだが，大きな違いを生み出す。」

ウィンストン・チャーチル

chapter 4

PEEP, もっと PEEP, 最適な PEEP

　人工呼吸では, 肺胞を開存させて酸素化を改善するために呼気終末陽圧 (positive end-expiratory pressure：PEEP) を使用する。人工呼吸器が吸気を送るときには, 気道内圧は最高気道内圧（ピーク圧）まで上昇する。呼気は受動的に行われるが, 人工呼吸器は肺の中の圧が大気圧（すなわち, ゼロ）に等しくなるまで息を吐かせるのではなく, 設定した PEEP になったら呼気流を止める。これは大きな換気扇に向かって息を吐くのに似ている。圧をかけることで, 虚脱しやすい気道や肺胞を開いておく。通常の人工呼吸ではこれを PEEP と呼び, 自発呼吸や非侵襲的陽圧呼吸では持続気道陽圧 (continuous positive airway pressure：CPAP) と呼ぶ。両方とも生理学的効果は同じなので, 本質的に同義語である。

　PEEP を使用・調節する 1 番の目的は, 酸素化の改善である。低酸素性呼吸不全における PEEP の主な効果は, 肺内シャントの割合を減少させることである。シャントとは, 血流はあるのに換気がない肺のことである。肺胞浸潤（肺水腫, 出血, 肺炎, 滲出液などによる）があればあるほど, 虚脱した肺を開くためにはより高い圧が必要になる。PEEP の初期設定をする大まかな指標に, 胸部 X 線を使うことができる。

救急室または集中治療室での PEEP 初期設定

胸部 X 線	PEEP初期設定
肺野清明	5 cmH$_2$O
ところどころに浸潤影	10 cmH$_2$O
びまん性に濃い浸潤影	15 cmH$_2$O
両側肺が真っ白	20 cmH$_2$O

　低酸素性呼吸不全患者のほとんどは，5〜10 cmH$_2$O の PEEP で容易に治療できるが，中等症〜重症の ARDS 患者ではより徹底した PEEP 設定が必要になることがある。これは，「最良の PEEP」または「最適な PEEP」と呼ばれるもので，人工呼吸器関連肺傷害(VILI)のリスクを最小限に抑えながら，酸素化とコンプライアンスを最善にする PEEP のことである。個々の患者に「最適な PEEP」を見つけるという課題に対して，これまでに数多くの臨床的アプローチが医学文献で示されており，それぞれの方法を支持する人もいれば否定する人もいる。ご想像のとおり，どの方法にも長所と短所があり，最も優れた方法などはない(もしあれば，みながその方法を使って他の方法には見向きもしないはず)。これらを順に説明していく。

ARDS Network の表

　ARDS Network の研究で使用されている表には，酸素化から単純に PEEP を調節できるという利点がある。酸素化は血液ガスかパルスオキシメータを使って簡単に測定できる。表には，高い PEEP を使うアプローチと，それより低い PEEP を使うアプローチ

ARDS Networkの表を使う

低いPEEPの表

F_{IO_2}	PEEP
30%	5
40%	5
40%	8
50%	8
50%	10
60%	10
70%	10
70%	12
70%	14
80%	14
90%	14
90%	16
90%	18
100%	18
100%	20
100%	22
100%	24

高いPEEPの表

F_{IO_2}	PEEP
30%	5
30%	8
30%	10
30%	12
30%	14
40%	14
40%	16
50%	16
50%	18
50%	20
60%	20
70%	20
80%	20
80%	22
90%	22
100%	22
100%	24

- PEEPの単位はcmH_2O。
- 動脈血酸素分圧（PaO_2）55〜88 mmHgまたは経皮的動脈血酸素飽和度（SpO_2）88〜94%を保つよう，必要に応じて表を上がったり下がったりする。

の2種類がある。ALVEOLI study[12]はこの2種類のアプローチを直接比較したが，1回換気量を予想体重あたり4〜6 mL／kgにした肺保護を行っている限り，どちらのアプローチでもアウトカムに

は差がなかった。これは，患者の状態に応じてどちらの表を使ってもよいことを示唆しており，実際には医師にとって有利である。病的肥満や腹部コンパートメント症候群のために胸壁コンプライアンスが低下しているような場合には，高いPEEPの表のほうがよいかもしれない。ARDSによる肺コンプライアンス低下に加えて，外から肺が圧迫されているような場合には，肺胞が虚脱してしまうのを防ぐためにより高いPEEPを使うべきだろう。

　一方，より低いPEEPが適応になることもある。気管支胸膜瘻があったり，血行動態が不安定であったり，片方の肺がもう一方の肺よりも著しく傷害されているような場合には，高いPEEPを使うと悪化のおそれがある。どちらの表のほうがよいとは示されていないため，患者の状態に合うと思われるほうを選べばよい。

PEEP を 下 げ な が ら 調 節

　PEEPを下げながら調節する方法では，まずCPAPを使って可能な限り肺をリクルートする。そのあとで，酸素化かコンプライアンス，あるいはその両方が下がるところまでPEEPを段階的に徐々に下げていく。この方法はベッドサイドで簡単にできるという利点がある。酸素化はパルスオキシメータで簡単にモニターできるし，ほとんどの人工呼吸器は呼吸器系の静的コンプライアンスも動的コンプライアンス[注1]も表示できる。

　PEEPを下げながら調節する方法は次のように行う。「**リクルートして，PEEPを下げて，またリクルートする**」という手順を忘れないようにする。

34

- 患者が適切に鎮静されていることを確認する。自発呼吸努力がそれほど強くなければ筋弛緩は必要ない。
- 人工呼吸器でF_{IO_2}を100％に設定する。
- プレッシャーサポートを使わずに，CPAP 40 cmH$_2$Oに設定する。この設定で40秒間保持する(40×40)。これがリクルートメント手技である。
- リクルートメント手技を行ったあと，人工呼吸器モードを従量式換気(volume-controlled ventilation：VCV)にして1回換気量を予想体重あたり6 mL/kgにするか，あるいは従圧式換気(pressure-controlled ventilation：PCV)にして吸気圧(ドライビングプレッシャー)を15 cmH$_2$Oにする。PEEPは20 cmH$_2$Oに設定して，コンプライアンスを測定する。
- Spo_2が88〜94％になるまでF_{IO_2}を5〜10分ごとに10〜20％ずつ下げる。
- F_{IO_2}を下げたら，次にSpo_2が88％未満に低下するかコンプライアンスが顕著に低下するまで，5〜10分おきにPEEPを2 cmH$_2$Oずつ下げる。Spo_2またはコンプライアンスが低下すれば，肺胞が虚脱したことを示す。
- 再度リクルートメント手技(40×40)を行い，肺胞が虚脱した圧よりも2 cmH$_2$O高くPEEPを設定する。

　PEEPを下げながら調節する方法の欠点としては，適切に実施するには時間がかかること，深い鎮静が必要になること，リクルー

[注1] コンプライアンス＝容量の変化/圧の変化
　　　動的コンプライアンス＝1回換気量/(ピーク圧−PEEP)
　　　静的コンプライアンス＝1回換気量/(プラトー圧−PEEP)

chapter 4 | PEEP，もっとPEEP，最適なPEEP　　35

トメント手技の間に血行動態や呼吸状態が不安定になる危険性があること、が挙げられる。臨床試験では、この方法で酸素化と呼吸器系コンプライアンスが改善する可能性はあるものの、生存率を改善するとは証明されていない[訳注1]。人工呼吸器を装着したICU患者全員に行うことは妥当ではないかもしれないが、中等症〜重症のARDSでは適切なPEEPを見つけるためのツールとして有用な可能性がある。

圧 ‐ 容 量 曲 線 を 使 う

最適なPEEPレベルを決めるために、動的な圧‐容量曲線（P-V曲線）を使うというのは魅力的な方法だ。多くの人工呼吸器ではP-V曲線を描出できるので、肺コンプライアンスが低下する圧よりも高くPEEPを設定するのは直観的であるように思える。

P-V曲線の吸気相部分は、肺に空気が入っていくときのコンプライアンスの変化を表すと考えられる。はじめにコンプライアンス（曲線の傾斜）が低いのは、虚脱した肺を開くためには高い圧が必要なことを反映している。虚脱した肺はいったん開くと急速に広がる。これが吸気のP-V曲線のより急峻な部分で、呼吸器系のコンプライアンスが改善したことを示している。コンプライアンスが変化する点（曲線の傾きが変化する点）は、下変曲点（lower inflection point：LIP）と呼ばれる。

肺に空気を送り続けると、圧をそれより高くしても肺があまり大きくならないところに到達する。これは上変曲点（upper inflection point：UIP）と呼ばれ、ここよりも高い圧をかけると肺胞が過膨張して圧傷害の原因になりうると考えられている。

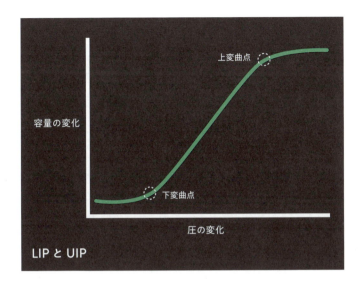

LIP と UIP

　理論的には，吸気のP-V曲線を使用することで，PEEPとドライビングプレッシャーについて知るべきことがすべてわかるはずである。呼気で肺胞が虚脱するのを防ぐためには，PEEPをLIPと同じか，それよりも少し高く設定する。吸気で過膨張と圧傷害が起こるのを最小限にするためには，プラトー圧（吸気終末での肺胞内圧）をUIPと同じか，それより少し低くする。こうすることで，P-V曲線の急峻な（コンプライアンスが高い）部分に沿って換気することができる。

　しかし残念ながら，話はそれほど簡単ではない。まず1つめに，

[訳注1] その後の研究では，この方法でかえって死亡率が上昇することが示されている（Writing Group for the Alveolar Recruitment for Acute Respiratory Distress Syndrome Trial (ART) Investigators, Cavalcanti AB, Suzumura ÉA, et al. Effect of lung recruitment and titrated positive end-expiratory pressure (PEEP) vs low PEEP on mortality in patients with acute respiratory distress syndrome: a randomized clinical trial. *JAMA* 2017; 318: 1335-1345.　PMID：28973363）．

真のP-V曲線を調べるのは難しい。患者自身の呼吸があると胸腔内および胸腔外のメカニクスが変わるので，自発呼吸をしてはいけない。そのため，P-V曲線を調べるには筋弛緩と深い鎮静が必要になることが多い。2つめに，吸気流量を一定かつ比較的小さくしなければならない。従圧式換気(PCV)や圧補正従量式(pressure-regulated volume control：PRVC) でのように漸減波を使用すると，曲線が不正確になってしまう。3つめに，この操作を行っている間はPEEPを0にしなければならない。重度の低酸素血症がある場合には危険である。4つめのおそらく最も重要な点に，呼気の圧を設定するのに吸気での肺メカニクスを使うのはほとんど意味がない。

　ヒトの臨床データによると，LIPを使うことにいくらかの理論的根拠はあるものの，肺胞リクルートメントは吸気サイクル全体を通じて続く傾向があることを示している。さらに，UIPは肺リクルートメントが終わることを表すが，必ずしも肺胞過膨張を示すわけではない。呼気の大部分は受動的に行われ，吸気相のLIPよりもはるかに高い圧でコンプライアンスの変化が起こる。これは，LIPよりもはるかに高い圧で肺の虚脱が起こり始めることを示唆しており，ARDSでは20〜22 cmH$_2$Oといった高い圧で始まることもある[13]。さらに，肺胞の虚脱には重力や患者の体位も影響する。ARDSの分布と肺胞リクルートメント・虚脱は不均一であるため，単一のP-V曲線を使用してPEEPを設定することは困難である。

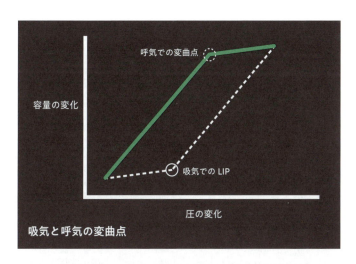

吸気と呼気の変曲点

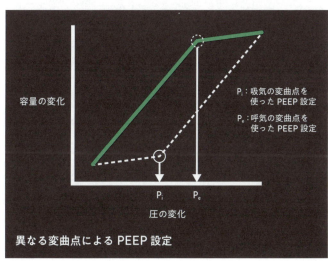

P_i：吸気の変曲点を使った PEEP 設定
P_e：呼気の変曲点を使った PEEP 設定

異なる変曲点による PEEP 設定

プラトー圧を使った PEEP の調節

　プラトー圧とは, 吸気終末に吸気流量を0にして測定した圧である。プラトー圧は呼吸器回路全体で平衡になった圧を反映しており, 吸気終末での肺胞内圧であると想定されている。一般に, プラトー圧が 30〜35 cmH$_2$O を超えると肺傷害が起こると考えられているので, これよりも低く保つべきである[注2]。ExPress trial の介入群では, 1回換気量を予想体重あたり 6 mL／kg に設定して, プラトー圧が 28〜30 cmH$_2$O になるまで PEEP を上昇させる一方, 対照群では PEEP を 5〜9 cmH$_2$O にした[14]。ここでの仮説は, この方法が肺傷害を予防しながらも完全な肺胞リクルートメントにつながるというものであった。この臨床試験は介入群の酸素化が改善することを示したものの, 両群間での生存率に差はなかった。

　このアプローチの欠点の1つは, ARDS の重症度が高くないほうが実際にはより PEEP が高くなることである。予想体重がともに 67 kg の ARDS 患者2名を考えてみる。どちらの場合も, 1回換気量は 400 mL になるはずである。重症度がそれほど高くなく, 呼吸器系コンプライアンスが 40 mL／cmH$_2$O の患者では, 1回換気量を供給するためのドライビングプレッシャーは 10 cmH$_2$O になる。プラトー圧を 28 cmH$_2$O にするには, PEEP を 18 cmH$_2$O に設定することになる。

　もう1人の患者のほうが状態が悪く, 呼吸器系コンプライアンスが 20 mL／cmH$_2$O だったとしよう。1回換気量 400 mL を送るためにドライビングプレッシャーは 20 cmH$_2$O 必要なことになり, プロトコルによると, プラトー圧を 28〜30 cmH$_2$O にするには

PEEPを8～10 cmH$_2$Oしかかけられないことになる。

　上の例は話を単純化しており，PEEPをかけることでコンプライアンスが（よくか悪くか）変化するという事実を意図的に無視している。しかし，ここでのポイントは，すべての患者で特定の1つの数字を目標にするのは有害かもしれないということである。この方法でPEEPを設定しても，対照群と比較して生存率を改善しないことも考慮に値する。

経 肺 圧

　肺における経肺圧（経壁圧）とは，肺胞内圧と胸腔内圧の差と定義される。言い換えれば，「中の圧－外の圧」である。正常な状態ではこの値は非常に小さい。声門を開いて呼吸しているときには，肺胞内圧は大気圧すなわち0であり，胸腔内圧はおよそ－3 cmH$_2$O（呼気終末）から－8 cmH$_2$O（吸気終末）の間で変化する。経肺圧は肺胞内圧と胸腔内圧の差なので，3〔0－（－3）〕～8〔0－（－8）〕cmH$_2$Oの間になる。これが肺を開いておくための圧で，肺の弾性収縮力と釣り合っている。

　陽圧呼吸では肺胞内圧は陽圧になり，吸気終末のプラトー圧とPEEPの間で変化する。胸腔内圧は，正常の状態と変わらなければわずかに陰圧のままだが，状態によっては陽圧になることもある。これは通常，胸膜疾患や外からの圧迫（腹腔内圧上昇，循環血液量過剰，病的肥満，体幹部の全周性熱傷）のために，胸壁コンプライア

［注2］これより高くなれば肺傷害が起こり，低ければ肺傷害が起こらない，というような真の「安全な」プラトー圧は確立されていない。しかし，ほとんどのエキスパートがプラトー圧を30～35 cmH$_2$O以下に保つことを推奨している。

ンスが低下した場合に起こる。この場合, 経肺圧が低下することになる。

　PEEPを15 cmH$_2$Oに設定している2人のARDS患者を考えてみる。1人めの患者には外からの圧迫による胸壁制限はなく, 胸腔内圧は−5 cmH$_2$Oである。この患者の呼気終末での経肺圧は20〔15−(−5)〕cmH$_2$Oになり, 肺に炎症や浮腫がある状態で肺胞を開いておくのに役立つ。

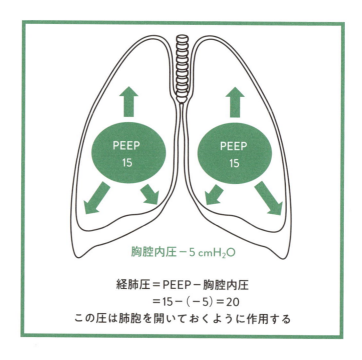

　2人めの患者は, ARDSに加えて病的肥満(BMI 52)もあり, 胸壁コンプライアンスが低下している。この患者の胸腔内圧は+18 cmH$_2$Oである。このため, 呼気終末の経肺圧は−3〔15−(+18)〕になり, 毎回, 呼気終末に肺胞が虚脱することになる。

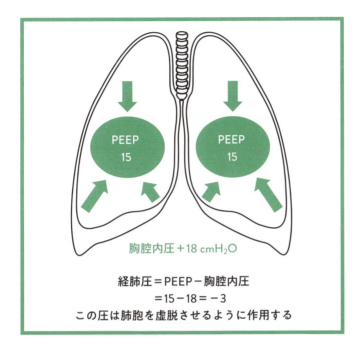

　ICU患者では胸腔内圧を直接測定することができないため，食道内圧で代用するが，決して正確なものではない。胸腔内圧そのものは肺底部か肺尖部かで変化し，仰臥位や伏臥位などの体位にも影響される。食道内圧は縦隔の重さに左右される[15]。しかし，外からの圧迫のために胸壁コンプライアンスが低下している場合には，食道内圧はPEEPを調節するのに有用である。

　食道内圧（P_{eso}）を測定するには，空気を満たした食道バルーンカテーテルを挿入する必要がある。これは市販されており[16]，標準的な圧モニターに接続することができる。CareFusion社の人工呼吸器Avea®には，食道内圧プローブを接続するポートがあり，食道内圧を人工呼吸器上に表示することもできる。

食道バルーンカテーテルの挿入は，資格のある医療者がメーカーの説明書に従って行う。カテーテルを挿入する深さは，患者の身長cm×0.288で推定できる。ほとんどの場合，これで食道の下3分の1にバルーンが位置するはずである。バルーンに1mLの空気を入れて途中まで膨らませると，食道内圧が変化してモニターに表示される。食道内圧波形は，人工呼吸器による吸気でわずかに上昇し，患者が始める吸気では下向きに凹む。腹部を軽く押して圧が上昇するようなら，バルーンが胃の中にあるので引き戻さなければならない。

適切な位置に食道バルーンカテーテルを留置すれば，呼気終末での経肺圧を次のように計算できる。

$$経肺圧 = PEEP - (P_{eso} - 5)\ {}^{[注3]}$$

PEEPが15でP_{eso}が22の患者では，呼気終末の経肺圧は-2 cmH_2Oになる。言い換えれば，呼気終末には上昇した胸腔内圧のために肺が圧迫されて，肺胞は虚脱することになる。このような場合，呼気終末での経肺圧を0に保つためには，PEEPを最低でも17 cmH_2Oまで上げる必要がある。

ARDS患者を対象に経肺圧モニター効果を検証した1つの臨床試験では，酸素化は著明に改善したものの，生存率に明らかな効果はみられなかった[17]。このことから，食道内圧によるPEEPの調節をルーチンに行うのは推奨されない。しかし，腹腔内圧上昇や病的肥満がある患者では，適切なPEEPレベルを決定するのに役立つかもしれない。

最適な PEEP vs. 十分によい PEEP

Chiumello らは ARDS 患者 51 名を対象にした臨床研究で, さまざまな PEEP の設定方法 (ARDS Network の表, ExPress trial のプラトー圧を目標にした方法, 圧波形で stress index を使う方法[訳注2], 食道内圧測定による経肺圧を使う方法) を検証した[18]。CT スキャンでの肺リクルートメントの変化を使ってそれぞれの方法を評価したところ, 肺全体のリクルートメントの程度と ARDS の重症度に相関するのは, ARDS Network による PEEP-F_{IO_2} の表だけであることが示唆された。他の方法は, 正常な肺をさらに過膨張させ, かつ虚脱した肺胞のリクルートメント効果はそれに見合うほどではなかった。

最良または最適な PEEP を決めるとされる方法の多くには, いくつかの共通点がある。まず, 手間がかかる。次に, 正しくないかもしれない大胆な生理学的な仮説を立てている。たとえば, 下部食道の圧が胸腔内全体の圧を正確に反映するとか, 肺リクルートメントが吸気の圧 – 容量曲線の上変曲点 (UIP) の前に完了するだとか。最後に, ほとんどの場合, 意味がないかもしれない代理エンドポイントに焦点を当てている。最適な PEEP を見つけるためにデザインされたさまざまな方法の多くは, 対照群と比較して酸素化またはコンプライアンスを改善させることが臨床試験で示されているが, 生存率を改善させることを示したものは 1 つもない。

[注3] 縦隔の重量の分として P_{eso} から 5 cmH$_2$O を引く。これはおおよその推定であり, 正確な測定ではない。

[訳注2] 本書では解説されていない。興味のある読者は次の文献を参照。 Grasso S, Stripoli T, De Michele M, et al. ARDSnet ventilatory protocol and alveolar hyperinflation: role of positive end-expiratory pressure. *Am J Respir Crit Care Med.* 2007;176: 761-767. PMID：17656676

おそらく，最適なPEEPを探すのはやめるべきだろう。集中治療の歴史では，異なる生理学的指標を最適化しようとするのはたいてい不必要で，時に害になることが常に示されてきた[注4]。今回も例外ではない。この分野の研究の第一人者であるLuciano Gattinoni医師が，まさにこの点を指摘している。血行動態を損なうことなく酸素化と肺リクルートメントを維持する「十分によい」PEEPは，ARDSの重症度と臨床家の良識を組み合わせて決めるものである。

十分によいPEEP[19]

ARDSの重症度	PaO_2 / FIO_2	PEEP
軽症	201〜300	5〜10 cmH_2O
中等症	101〜200	10〜15 cmH_2O
重症	≦100	15〜20 cmH_2O

[注4] 肺動脈カテーテルを使った周術期での血行動態の最適化，敗血症性ショックでのScvo_2モニター，貫通性外傷・消化管出血・重症疾患での積極的輸血戦略，頭蓋内圧亢進を治療するための減圧開頭術，心原性ショックへの大動脈内バルーンパンピング，ARDSでの高頻度振動換気，など枚挙にいとまがない。

chapter 5

重度の気管支攣縮

重度の気管支攣縮のある患者への人工呼吸は非常に難しいことがある。たいてい喘息重積発作で起こるが，慢性閉塞性肺疾患(COPD)や，有毒ガスの吸入，ウイルス性細気管支炎などによる呼吸不全でもみられることがある。特に喘息重積発作は，気管支攣縮と粘液栓の両方が起こるために治療が難しく，換気-血流比不均等が著しく悪化することがある。

重度の気管支攣縮に対する呼吸ケアでは，まず第一に原因となる状態を治療する。喘息やCOPD増悪の治療には，β_2刺激薬(例：サルブタモール)吸入，抗コリン薬(例：臭化イプラトロピウム)吸入，および副腎皮質ステロイドの全身投与を行う。副腎皮質ステロイドの投与量は，問題となる疾患と原因となる病態生理によって決まる。喘息には強いアレルギーの要素があり，炎症と気道過敏性が原因となっているので，ICUでの副腎皮質ステロイドの初回投与はプレドニゾン換算で1日あたり1〜2 mg/kgにする。一方，COPDでの気管支攣縮は，粘液が過剰に産生されたり，強制呼気中に気道が動的虚脱によって狭窄したりすることが原因なので，喘息と比較すると炎症の要素がはるかに少ない。副腎皮質ステロイドは，喘息のときよりも少ない用量を投与するのが適切である。ほとんどの研究では，COPD増悪に対して1日量40〜60 mgを超えるプレドニゾンを投与する利点は示されていない一方で，

47

高用量を投与することによる有害作用の危険性は常にある。呼吸器系疾患では，副腎皮質ステロイドによる用量－反応関係は線形でないため，ステロイドの用量を2倍にしたからといって気管支攣縮が半減するわけではない。

　気管支攣縮のある患者に人工呼吸器が必要な場合，気道抵抗が高いのか肺胞内圧が高いのかを区別することは重要である。これは人工呼吸器で吸気ポーズ操作を行えば区別できる。吸気ポーズとは，吸気終末で流量を0.5〜1.0秒間一時的に停止する操作で，この間は呼吸器系全体で圧は平衡に達する。そのため，気管チューブ内で測定した圧と肺胞内圧が同じ（かほとんど同じ）になる。このときの圧をプラトー圧と呼ぶ。ピーク圧とプラトー圧の差から気道抵抗を推定できる。通常，ピーク圧とプラトー圧の差は5 cmH$_2$O以下だが，この差が大きければ，空気の流れに対する抵抗が高いことになる。この場合，原因が気管チューブの問題のことがある。気管チューブの径が小さかったり，折れ曲がっていたり，粘液で塞がりかかっていたりすると，気道抵抗が上昇する。気管チューブが正常に機能し，サイズも適切で，閉塞もなかったとすれば，気道抵抗上昇の原因はたいてい（たとえ喘鳴が聴診されなくても）気管支痙攣なので，β_2刺激薬や抗コリン薬の吸入による治療が役立つ。

　ピーク圧とプラトー圧の両方が上昇している場合，特にプラトー圧が30 cmH$_2$Oを超えるときは，肺胞内圧が上昇していることを示す。肺胞内圧が上昇する状況として多いのは，右主気管支への挿管（左右の肺へ行くべき空気が片方にだけ行くことになる），気胸，肺水腫，粘液栓による無気肺，肺の動的過膨張，腹腔内圧の上昇などがある。人工呼吸管理中にはこのどれも起こりうるが，喘息患

者では特に粘液栓や動的過膨張，気胸が起こりやすい。喘息患者が人工呼吸管理中に急変したら，必ずこれらの原因を考慮する。

　動的過膨張は，身体診察でも人工呼吸器を使ってでも診断できる。身体診察では，患者は通常不快そうに見え，胸部と腹部が別々に動く奇異呼吸がみられることがある。聴診では，次の吸気が始まる直前まで大きな喘鳴が聴取される。心電図モニターでは吸気の間にQRS波の圧が小さくなることがあるが，これは胸郭にたまった空気によって電流が通りにくくなるためである。動脈ラインが入っていれば，奇脈（pulsus paradoxus）[注5]がみられることがある。頸静脈が呼気で怒張して吸気で虚脱することがあるが，これは呼気終末に胸腔内圧が上昇するためである。

　人工呼吸器では，呼気の流量波形を見ることで動的過膨張を

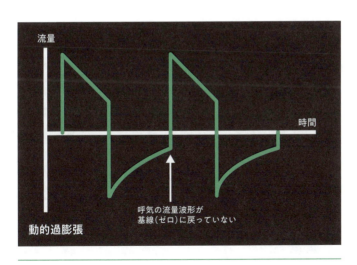

[注5] 吸気で収縮期血圧が10 mmHg以上低下すること。"paradox"とは，心拍があるにもかかわらず，橈骨動脈で脈が触れないことがあるのを指す。奇脈は動的過膨張の他，心タンポナーデ，収縮性心膜炎，アナフィラキシー，気胸などでもみられる。

chapter 5 ｜ 重度の気管支攣縮　　49

見つけられる。正常では，呼気終末には流量はゼロに戻る。空気がすべて肺から出て，肺の大きさは機能的残気量に戻るためである。動的過膨張があると，次の吸気が始まるときにもまだ呼気が流れていることが多い。ただし，常にこの所見があるとは限らないので，動的過膨張を疑うときには呼気ポーズ操作を実施すべきである。

呼気ポーズ操作の機序は吸気ポーズと同様で，流れが止まれば圧は平衡になるというものである。呼気ポーズの場合は，呼気終末で圧が平衡に達する。正常では，呼気終末に肺胞内圧はゼロになり，人工呼吸器でPEEPを使っていればそのPEEPと等しくなる。動的過膨張があると，実際の（測定した）PEEPが，設定したPEEPより高くなる。このため，動的過膨張は「auto-PEEP」と呼ばれることが多い。

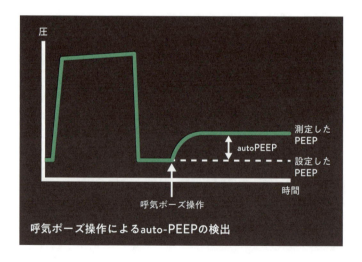

呼気ポーズ操作によるauto-PEEPの検出

人工呼吸管理

　重度の気管支攣縮がある患者への人工呼吸の目標は, 過膨張を最小限に抑え, 呼吸筋を休ませ, 気胸や気縦隔, 間質性肺気腫といった合併症を避けることである。ガス交換に関しては, 酸素化を(完璧ではなく)十分にして呼吸性アシドーシスは許容する。

　動的過膨張は, 息を完全に吐き出すのに十分な呼気時間を設けさえすれば, 最小限に抑えることができる。このためには, 呼吸回数を少なくしたり, 吸気時間(吸気を送るのにかかる時間)を短くしたりする。この2つのうちでは, 呼吸回数を少なくするほうがより効果的である。呼吸回数20回／分, 吸気時間1秒の患者を例に考えてみる。呼吸回数が20回／分ということは, 1回あたりの呼吸時間は3秒になる。吸気時間の設定が1.0秒なので, 呼気時間は2.0秒で, 吸気時間と呼気時間の比(I：E比)は1：2になる。呼気時間をもっと長くしたければ, 吸気時間を短くすることでI：E比を延長できる。先の例で, 吸気時間を0.7秒に短縮したとすると, 呼気時間は2.3秒になり, I：E比＝1：3.3になる。元の設定よりはよくなっているが, 炎症を起こして狭窄している気道から息を吐くのには不十分かもしれない。また, 吸気時間を短くしすぎると, 空気飢餓感(air hunger)や不快感が非常に強くなるばかりでなく, 最高気道内圧(ピーク圧)がきわめて高くなる。そのため, 深い鎮静や筋弛緩が必要になることもある。試しに0.5秒間で息を吸ってみれば, 長時間は耐えられないのがわかるだろう。

　患者の不快感を最小限に抑えながらI：E比を伸ばすには, 呼吸回数を下げるほうがより効果的である。先の例で, 呼吸回数を15回／分に下げると, 1呼吸あたりの時間は4秒になる。吸気時

間が1.0秒のままだと，呼気時間は3.0秒になり，I：E比＝1：3になる。呼吸回数を12回／分に下げればI：E比＝1：4，10回／分に下げればI：E比＝1：5になる。ほとんどの場合，I：E比を1：5より長くするメリットはあまりない。

　重度の気管支攣縮がある患者では，1回換気量を小さくするとうまくいかないことがある。深く鎮静していないときは特にそうである。喘息発作やCOPD急性増悪の症状として空気飢餓感があることが多いので，1回換気量を小さくするとかなり頻呼吸になってしまう。ARDSでは予測体重あたり1回換気量を6 mL／kgにするのがよいが，喘息やCOPDではもっと大きな1回換気量が必要になることが多い。肺過膨張を起こさずに頻呼吸や空気飢餓感を緩和するには，1回換気量を予測体重あたり8 mL／kgにするとうまくいくことが多い。1回換気量をこれより大きくすると，圧傷害のリスクが上昇する。特に予測体重あたり10 mL／kgを超えるようだとリスクが高い。

　適切な鎮静と鎮痛は重要である。気管チューブによる不快感は，肺疾患の急性増悪による頻呼吸とあいまって，空気とらえこみ(air trapping)や過膨張の原因になることがある。麻薬性鎮痛薬（例：フェンタニル持続静注）は，チューブやその他の医療器具による不快感を最小限に抑え，患者の息切れ感を取り除くのにも役立つ。プロポフォールやデクスメデトミジンのように調節可能な鎮静薬も有用かもしれない。Richmond agitation-sedation scale(RASS)などの鎮静スケールを使用することは，看護師が鎮静薬を調節するのに重要である。筆者の経験では，重度の気管支攣縮のある患者にはRASSを−1〜−2に調節するのが効果的である。患者−人工呼吸器非同調が重度であったり，動的過膨張によって血行

動態が著しく不安定になっている場合には，筋弛緩薬を使うこともある。しかし，筋弛緩薬を使うことによって（特に副腎皮質ステロイドと併用すると。たいていの場合そうするのだが），重症疾患に関連した筋力低下を起こすリスクが高くなるため，状態が安定するまでの間に限って最小限だけ使用するべきである。使用可能な筋弛緩薬のなかでは，代謝が腎機能や肝機能障害に影響されないcisatracurium[訳注3] が第一選択薬である。

重度の気管支攣縮での人工呼吸器初期設定

・モード：アシスト／コントロール（A／C）

・呼吸回数：10〜14回／分

・吸気時間：I：E比が1:3〜1:5になるように調節

・流量波形：矩形波

・1回換気量：予測体重あたり8 mL／kg

・PEEP：0 cmH$_2$O [注6]

・F$_{IO_2}$：100％から開始し，SpO$_2$を88〜95％に保ちながら下げる

　重度の気管支攣縮がある患者を治療するときには，高二酸化炭素許容人工換気法（permissive hypercapnia）の考え方が非常に重

[訳注3] 本書出版時点で日本では未承認。
[注6] 喘息重積発作やCOPD急性増悪では，肺胞浸潤や肺胞虚脱が問題になることは少ない。PEEPを使用すると（特に喘息重積発作で），空気とらえこみと動的過膨張が悪化することがある。COPD急性増悪のように気道の動的虚脱がある場合にはPEEPが役立つこともあるが，筆者は初期設定ではPEEPを0 cmH$_2$O（ZEEP）にすることを推奨する。詳しくは前書『人工呼吸器の本 エッセンス』を参照。

要になる。これは，ガス交換を正常にするよりも肺傷害（動的過膨張や圧傷害）を防ぐほうが重要である，という考え方である。酸素化を十分に保つ（SpO_2 88〜95%，PaO_2 55〜80 mmHg）ことは重要であるが，頭蓋内圧上昇のような高二酸化炭素血症の禁忌が併存していない限り，$PaCO_2$ はそれほど重要ではない。一般に，pH＞7.10に保たれている限り，$PaCO_2$ が高くなっても問題はない。pH＞7.10を保つため，炭酸水素ナトリウムを静注したりして緩衝することもできる。高二酸化炭素許容人工換気法を導入することで，人工呼吸器を要する喘息重積発作の死亡率が有意に低下する[20]。

　ほとんどの場合，重度の気管支攣縮のある患者を治療するには，これまでに述べた方法で十分である。すなわち，呼吸回数を低く保ち，サルブタモールとイプラトロピウムおよびステロイドを投与し，$PaCO_2$ はあまり気にせず，そして患者がよくなるのを待つ。たいていはこれでうまくいく。うまくいかないとき以外は。これらの治療を行ってもまだ悪化する場合，ヘリオックス，ケタミン静注，気管支鏡といった救済的治療を検討する必要がある。吸入麻酔薬を使用することも文献には書かれているが，麻酔器を使うのは簡単ではなく，また麻酔ガスが漏れて病院スタッフに害を及ぼすおそれもあるので，あまり望ましい選択肢ではない。

ヘリオックス

　ヘリオックス（Heliox）とは，ヘリウムと酸素の混合気のことで，通常は70：30の比率になっている。この比率を60：40に変えるには，ガスブレンダーを使って酸素を増やす。酸素の割合が40%を超えるとヘリオックスを使う利点が失われるので，40%以下の

F_{IO_2}で十分に酸素化を保てる場合にのみ使用する。

　ヘリオックスの利点とは，ヘリウムの密度が窒素ガスよりもはるかに低いことである。このため，ヘリオックスを使うと吸気の流れが層流になりやすく，近位の狭窄した大気道を通る空気の流れが改善する。気道を通る空気の流れが層流になり乱流が少なくなると，ガス交換は改善し，サルブタモールのようなエアゾールの薬剤が呼吸細気管支や終末細気管支へ到達しやすくなる。また，呼吸仕事量の軽減にも役立つ。ヘリオックスは，フェイスマスク，非侵襲的陽圧呼吸，あるいは人工呼吸器から投与することができる。

　人工呼吸器でヘリオックスを使用するには問題が2つある。1つは人工呼吸器モードである。ほとんどの新しい人工呼吸器は，ヘリウムと酸素の混合気を使うようにはキャリブレーションされていない。従量式換気(VCV)では，設定した1回換気量よりも多い量の気体が吸気弁を通過することになるので，人工呼吸器によっては呼気の1回換気量を正確に測定できない。このため，ヘリオックスを使用する場合には，従圧式換気(PCV)のほうが使いやすい。胸壁が持ち上がり，許容できる(正常でないにしても)肺胞換気を供給できるように吸気圧を設定する。圧傷害を避けるためには，可能な限り吸気圧を30 cmH$_2$O以下に保つことが推奨される。VCVを使うのであれば，実際の1回換気量を推定するためにそれぞれの人工呼吸器での換算表を使うか[21]，密度に依存しない呼吸流量計を用いて気管チューブを通る呼気1回換気量を時々測定することもできるが[22]，PCVを使うほうが簡単である。

　2つめの問題はF_{IO_2}である。ほとんどの人工呼吸器には，100%酸素用と空気用(21%酸素)の2つのインレットがある。ガス

chapter 5 | 重度の気管支攣縮　　**55**

ブレンダーはこの2つを混ぜて，設定されたF_{IO_2}になるようにする。空気用のインレットからヘリウムを投与すると，実際には設定と異なるF_{IO_2}を患者に送ることになる。純粋なヘリウムを空気用のインレットから投与する場合，実際に送られるF_{IO_2}は設定よりも低くなる（本来であれば空気用インレットでは酸素濃度が21%なのに対して，純粋なヘリウムだと0%なので）。より一般的な方法としては，あらかじめ混合したヘリオックスのタンクを，空気インレットに接続する。この場合，たとえばヘリウム70%，酸素30%のヘリオックスを使っていて，人工呼吸器のF_{IO_2}設定を30%にすると，患者には（ヘリオックスに酸素が加わるため）設定した30%よりも高いF_{IO_2}が送られることになる。これによりヘリウム濃度が低くなるので，特に実際のF_{IO_2}が40%を超える場合にはヘリオックスの効果が低下するおそれがある。また，患者に送られる気体の量が増えて，気道内圧が上昇することもある。さらに複雑なことに，人工呼吸器によって混合弁やブレンダーが異なるので，自分の施設の人工呼吸器でヘリオックスをどのように使えるのか知っておくことは重要である。

　F_{IO_2}の問題を回避する方法が2つある。1つめは，吸気を直接採取して，密度に依存しない器具でF_{IO_2}を測定する方法だが，面倒である。2つめは，あらかじめ混合したヘリオックスを空気用のインレットに接続して，人工呼吸器のF_{IO_2}設定を「21%」にする方法である。こうすると，酸素が加わらないため，ヘリオックスだけが患者に送られることになる。ヘリオックスタンクにあるブレンダー，あるいはタンク中の混合気の濃度だけで，「真の」F_{IO_2}を調節することになる。タンクの中身が70：30のヘリオックスであれば，人工呼吸器のF_{IO_2}設定が21%になっていても，患者には

30%の酸素が送られる。これが最も簡単な方法だが，看護師や呼吸療法士にはFIO$_2$が（人工呼吸器上では21%に設定されていても）実際には21%ではないことを伝えておく必要がある。

ケタミン

ケタミンは鎮静作用と鎮痛作用の両方を有する解離性麻酔薬で，最もよく使われるのは手技での鎮静である。抑制性GABA受容体に作用するベンゾジアゼピンとは異なり，ケタミンは中枢神経系の興奮性NMDA受容体を遮断する。NMDA受容体は肺にも存在し，気管支収縮にも影響するようである。ケタミンには抗NMDA効果があるため，喘息重積発作のように重度の気管支攣縮がある状態で使うには魅力的な薬剤である。また，実験モデルでは，ノルアドレナリン再取り込みと迷走神経抑制に対する効果を介して，気管支攣縮に有効であることが示唆されている[23]。

ケタミンに副作用がないわけではない。最も報告が多いのは気道分泌物の増加で，その他に失見当識や幻覚などの精神的副作用があることも報告されている。精神的副作用は高用量を使ったときにより多くなり，特に全身麻酔に使用した場合に起こりやすいことは知っておくとよい[24]。ベンゾジアゼピンを併用すれば，このような副作用を軽減することができる。その他のケタミンの副作用には，喉頭痙攣，高血圧，頭蓋内圧上昇などがある。

臨床研究によって結果は異なるが，気道内圧やガス交換，気管支攣縮が改善したとするものもある。人工呼吸器を要する喘息患者にケタミンを使うことを支持しない人もいる。現時点では，重度の気管支攣縮に対してケタミンを使用することを支持する，あ

るいは逆に否定するような大規模無作為化前向き研究はない。
したがって，従来の治療法（ステロイド，気管支拡張薬，適切な人工呼吸
器設定，適切な鎮静）では効果がないとわかったときに用いる救済的
薬剤とみなすべきである。

　喘息重積発作におけるケタミンの標準的な投与量は，はっきり
と決まっているわけではない。臨床試験では，最初に0.1〜2.0 mg/
kgをボーラス投与した後に，0.15〜2.5 mg/kg/時の持続投与を
最大で5日間行っている[23]。エビデンスに基づくはっきりとした推
奨がないため，これよりも少ない0.1〜0.5 mg/kgをボーラスで投
与してから，0.15〜0.25 mg/kg/時で持続投与するのが賢明だろ
う。適切な鎮静，ガス交換の改善，気管支攣縮の改善（胸部聴診と
気道内圧低下で判断する）といった臨床的効果が望んだように得られ
るまで，持続投与の量を増やしてよい。さらに，覚醒時反応を防ぐ
ため，ケタミンを減量・中止するときにベンゾジアゼピンを投与す
ることは理にかなっている。

治 療 的 気 管 支 鏡

　粘稠な粘液栓や気管支鋳型を気道から取り除くために，時に
治療的気管支鏡が必要になることがある。大きな気道に閉塞があ
ると，間違いなく肺メカニクスとガス交換に影響するし，また吸入
気管支拡張薬が小さな気道へ到達するのを制限するようである。
喘息で死亡した患者93名の研究では，滲出性粘液物による気道
閉塞が重大な死亡原因であった[25]。重度の気管支攣縮がある患
者では，早期に気管支鏡を用いた気管気管支の観察を検討すべ
きであり，粘液栓があれば積極的に洗浄すべきである。気管支鏡

からN-アセチルシステインのような粘液溶解剤を投与するのは
有効かもしれないが，気管支攣縮を引き起こすこともある。気道
に気管支鏡のような器具を入れること自体もまた，即時または遅
延性の気管支攣縮の原因になることがある。「普通の」喘息症例
では気管支鏡はおそらく必要なく，合併症を引き起こすおそれが
ある。しかし重症例では，気道に著しい粘液栓や鋳型がある可能
性が高いので，気管支肺胞洗浄を行うメリットがリスクを上回る
ことがある。

じっと待つ

　重度の気管支攣縮がある患者へ集中治療を行う際に難しいの
は，すぐにはよくならないことである。ステロイドや気管支拡張薬
が効果を発揮して，炎症や気管支攣縮が改善するのには，数日
以上かかることがある。その間，次のような目標に焦点を合わせる
ことが重要である。

- 酸素化を(完璧にではなく)適切に保つ。SpO_2は88〜95%で十
  分。高酸素血症にする必要はなく，有用でもない。
- 呼気時間を十分に取って，肺過膨張を減らす。
- 呼吸性アシドーシスを許容する。$PaCO_2$とpHを「正常」にし
  ようとすると，大きな1回換気量や動的過膨張で肺を傷つけ
  てしまうような場合は特にそうである。人工呼吸器による肺
  傷害を予防することのほうが，血液ガスを「よく」するよりもは
  るかに重要である。必要なら，pHが7.10に下がるまで許容
  する。
- 必要であれば，ヘリオックスやケタミン，治療的気管支鏡とい

chapter 5 | 重度の気管支攣縮　　59

った治療を行うが，これらに気を取られてこれまでに挙げた目標がおろそかにならないようにする。

- 全身的な集中治療を行う。これは，栄養補助や深部静脈血栓症（deep vein thrombosis：DVT）予防，適応に応じた離床を含む。

- 辛抱する。よくなるには時間がかかる。適切な経過を辿るように計らい，変化をモニターし，治療計画がうまくいくようにする。何でもすぐに手に入れたがる今の時代では，これが一番難しい！

chapter 6

腹臥位換気と筋弛緩

　重症ARDSに対して長年使われてきた補助的治療に，腹臥位換気と治療的筋弛緩の2つがあり，組み合わせて使うことが多い。臨床的根拠は，換気-血流比と肺胞リクルートメントの改善である。どちらの治療も，重症呼吸不全において酸素化を改善することは証明されていたものの，生存率を向上させることは最近まで示されていなかった。

　Guérinらは，2013年に多施設無作為化試験PROSEVA trialを発表し，ARDS患者に腹臥位換気を16時間行い，その後8時間は仰臥位にすることで，死亡率が全体で16.8%低下すると示した[26]。2010年にPapazianらは多施設無作為化二重盲検試験ACURASYS trialを発表し，中等症～重症ARDSの治療早期にcisatracuriumを48時間持続で静注投与すると，死亡のハザード比が低下することを示した[27]。この2つの論文が発表されたために，腹臥位換気と筋弛緩は専門的ガイドラインにも含まれるようになり，これらを含めたARDS治療戦略への関心が高まることになった。

　この結果は熱狂的に受け入れられてきたが，重要なのはこれらの研究にも限界があって，すべてのARDS患者に腹臥位換気と筋弛緩をむやみに行うべきでないことである。この章では，腹臥位換気と筋弛緩のそれぞれについて，長所と短所を議論する。言

61

葉を濁しているように聞こえるとすれば，まあ，そのとおりだからである。ARDS治療において，腹臥位換気にも筋弛緩にも役割はあるものの，どちらも重大なリスクを伴う。どちらも魔法の治療ではなく，肺保護換気や優れた支持的集中治療に代わるものではない。読者が本書を読むころまでには，腹臥位換気と筋弛緩を支持または否定する（あるいはその両方!）新しい展開があるかもしれない。現時点では，リスクを最小限に抑えつつ，利益がありそうな患者を特定することに焦点を当てるべきである。

腹臥位換気を支持する議論

ARDSでは背側の肺が浸潤しやすい。経肺圧は背側の肺胞で高くなり，腹側では低くなる。同時に，重力の作用によって，腹側の含気の多い肺よりも，浸潤した背側の肺に肺血流は比較的多くなる。このために，シャント率が上昇して酸素化が悪化することになる。腹臥位換気を行う根拠は，腹側を下にすることで換気‐血流比を改善させ，それによってガス交換を向上させることである。また同時に，含気と経肺圧の分布をより均一にする狙いもある。

腹臥位換気には他にも利点がある。気道分泌物の排出が改善する。（胸部と骨盤の下にパッドを入れて）腹腔内容物が重力によって下がることで，横隔膜にかかる圧が軽減し，胸壁コンプライアンスが改善する。通常であれば左下葉にのしかかる心臓の重さが正中に偏位する。

以前に行われた腹臥位換気の研究では，肺血流や酸素化が改善することが示されたものの，死亡率は低下しなかった[28, 29]。

この原因は，それほど重症ではないARDS患者を研究に含めていたり，プロトコルがはっきりと定義されていなかったり，腹臥位で過ごす時間が短かったりしたからかもしれない。一方，Guérinらによる2013年の研究では，プロトコルが明確に定義されていて，$Pao_2/Fio_2 \leqq 150$の患者を対象にしていた。治療による利点があればはっきりわかるくらい，患者の重症度は高かった。また，この研究では腹臥位で過ごす時間を長くして(16時間)，生理学的効果が起こるのに十分になるよう義務付けていたのに対して，それより以前の研究では，腹臥位換気を6〜8時間だけ行っていた。

　腹臥位換気のリスクとしては，気管チューブや血管カテーテルなどの生命維持器具が抜けてしまったり，目や顔，四肢に圧がかかることで傷害が起こったり，深い鎮静としばしば筋弛緩が必要になったりすることが挙げられる。明確に定められたプロトコルに基づいて体位変換をして，適切なスタッフトレーニングを行えば，このような合併症の多くは減らすかなくすことができる。鎮静や筋弛緩にはリスクがあるが，腹臥位換気を行うのを中等症〜重症のARDS患者に限定すれば(そして回復が始まり次第中止すれば)，深い鎮静がかかっている日数を最小限に保つことができる。

腹臥位換気に反対する議論

　PROSEVA trialに参加した施設は，ARDSに対する腹臥位換気の経験が豊富である。腹臥位換気を行うためには，スタッフ教育とプロトコルの重要性をいくら強調してもしすぎることはない。患者に対するリスクも医療スタッフへのリスクも，最も高くなるのは体位を腹臥位に変換するときである。ARDSに対する治療の

一環として腹臥位換気を行いたい集中治療室は，チェックリスト
を制作し，スタッフトレーニングを行うことで，重症患者に対して
腹臥位を円滑に行えるようにしなければならない。

　腹臥位換気によって死亡率が低下することを示したのは
PROSEVA trialが最初で，それ以前に行われた数多くの臨床試
験では死亡率の低下が示されていなかったことには注意が必要
である。これは，治療プロセスが改善したことや，適応が明確だっ
たこと，腹臥位にする時間が長かったことが原因かもしれない。あ
るいは，臨床統計が正確ではなく，実際には効果がないのに臨床
試験では時に効果があるかのように示されることを反映している
のかもしれない。PROSEVA trialは，2009年に発表された腹臥
位換気についての別の研究(Prone-Supine II)[30]と非常によく似てい
た。Prone-Supine IIの患者数は同じくらいで(Prone-Supine II 466人
vs. PROSEVA 346人)，Pao_2/Fio_2≦200の患者を対象にしており，
腹臥位換気を行う時間も同じくらいだった(1回あたり，Prone-Supine
II 20時間 vs. PROSEVA 16時間)。Prone-Supine IIでも酸素化は予想
されたように改善したが，死亡率には統計的な有意差はなかっ
た。非常によく似た2つの臨床試験でまったく異なる結論が出た
という事実から，決着を付けるためにさらに大きな研究が必要な
ことが示唆される。

　PROSEVAで考慮すべき最後の問題は，全体的な死亡率の
低下である。絶対リスク減少率がほぼ17%というのは「非常に大
きい」。集中治療医学において一貫してこれほどまで死亡率を低
下させる治療は他にない。「できすぎた話にはおそらく裏がある」
といった状況かもしれない。

治療的筋弛緩を支持する議論

ARDSで起こる人工呼吸器関連肺傷害の多くは，傷つきやすい肺胞に高い経肺圧がかかって，比較的健康な部分の肺が過伸展されることによる。深く鎮静して治療的筋弛緩を行う目的は，呼吸器系コンプライアンスを改善させ，患者−人工呼吸器非同調を軽減させることである。筋弛緩を行うことで，炎症性バイオマーカーも血液と気管支肺胞洗浄液の両方で低下する[31]。このような効果によって，人工呼吸器関連肺傷害のリスクが低下し，ARDSの生存率が改善すると考えられている。

ACURASYS trialでは，中等症〜重症のARDS（$Pao_2/Fio_2 \leq 150$）の早期に，cisatracuriumをボーラスで投与したあとに48時間持続投与した。これにより，90日での死亡ハザード比が改善し，気胸の発生率が低下した（4% vs. 11.7%）。このような効果は$Pao_2/Fio_2 \leq 120$の患者において最も顕著で，筋弛緩は重症度の高い患者でより有効であることを示唆している。これより小さい他の研究も，cisatracurium静注が有効であることを示唆している[31, 32]。重要なことに，これらの研究では，筋弛緩群の長期の筋障害またはICU-acquired weakness（ICU-AW）のリスクは，対照群と比較して高くならなかった。

治療的筋弛緩に反対する議論

ACURASYS trialは90日の死亡ハザード比が低下するという結果になったが，全体の死亡率低下は統計学的に有意ではなかった。言い換えると，cisatracuriumを投与された患者は，対照群

より長く生存したものの，90日の時点で死亡した患者数は同じくらいであった。ハザード比の低下は，たとえば肺癌への新たな治療法を検証している臨床試験では有意義なアウトカムになるかもしれない。肺癌では5年死亡率に差がなくても，もし新薬によって寿命が1〜2年延びるのであれば，それは治療成功だと考える人がほとんどだろう。しかし，挿管されて人工呼吸器を装着した患者がICUで1〜2週間長く生きられても，それを成功だと考える人はほとんどいないだろう。

研究の外部的妥当性についての懸念もある。対照群の気胸発生率はほぼ12%であり，これは実際の診療でみられるよりも高いように見える。このため，使用された人工呼吸器戦略について疑問が起こるが，この研究での1回換気量設定は予想体重あたり6〜8 mL/kgであった。この1回換気量は，中等症〜重症のARDSで推奨されているよりも大きい。もっと小さい1回換気量を使って追試する必要があると思われる。

ACURASYS trialでは，対照群患者の22%近くにオープンラベルのcisatracuriumが投与された。このため，研究が完全に盲検化されていないことになり，結果の解釈が難しくなる。人工呼吸器との非同調がひどい患者ほどオープンラベルの筋弛緩薬を投与されただろうし，このような患者は対照群にいただろう。盲検化を維持するため，研究に参加した患者はすべて，cisatracuriumかプラセボを投与する前に完全に反応がなくなるまで鎮静する必要があった。深い鎮静もまた高いリスクと相関することが知られているので，この影響は軽視できない。

最後に，過去15〜20年間における集中治療医学の進歩の多くは，「less is more（過ぎたるは猶及ばざるが如し）」と認識したことから始

まっている。深く鎮静したりルーチンで筋弛緩を行うのに取ってかわって，1日1回鎮静を中断したり，鎮静よりもまずは鎮痛を行うといった戦略が採られるようになっている。重症患者を離床することがより広く受け入れられるようになり，せん妄についての認識も進んで予防への意識が高くなってきている。ACURASYS trialでの治療方法を取り入れると，逆戻りすることになりかねない。

まとめると

　ここまでの議論の要点は，ARDS患者すべてに腹臥位換気を行い筋弛緩するべきだと説得することでもなければ，腹臥位換気も筋弛緩も役に立たないと言うことでもない。実際，中等症〜重症のARDS（$Pao_2/Fio_2 \leqq 150$）では，両方の治療とも役立つ可能性があり，ケース・バイ・ケースで検討する必要がある。腹臥位換気が効果的である可能性が最も高いのは，CT画像で背側の肺に顕著な浸潤影がある患者である。よりびまん性の肺浸潤がある患者は，呼吸器系メカニクスや肺血流が変化しても，それほど反応しないかもしれない。さらに，腹臥位換気をすることによって，他の問題（長骨の骨折，最近の胸部または腹部手術，脳傷害など）のケアに悪影響が及ぶこともある。ICUスタッフに適切なトレーニングを行い，腹臥位換気のチェックリストを用いることで，患者とスタッフに対するリスクを両方とも最小限に抑えるべきである。

　治療的筋弛緩が効果的である可能性が最も高いのは，呼吸器系コンプライアンスがきわめて低かったり，最善の努力をしても人工呼吸器との非同調が顕著であったり，腹部コンパートメント症

候群や頭蓋内圧亢進といった問題が併存しているような患者である。このような場合，胸壁コンプライアンスが改善すれば，血行動態と臓器灌流が全体的に改善する可能性がある。ステロイドと併用することでICU-AWのリスクが高くなるため，高用量の副腎皮質ステロイドを投与されている患者に筋弛緩を行うのはよくよく考えるべきである。

　このような理由もあって，cisatracurium（血漿中でホフマン分解によって代謝されるベンジルイソキノロン）のほうが，ベクロニウムやpancroniumのようなアミノステロイド筋弛緩薬よりもよい。アミノステロイド筋弛緩薬は，ステロイドと併用するとICU-AWを起こすリスクが高い。また，肝臓と腎臓での代謝に依存するので，肝不全や腎不全といったICUでは非常に多い状態があると，作用が遷延することがある。筋弛緩の深度をモニターするには末梢神経刺激装置を使うようにして，1日1回は鎮静と筋弛緩を中断することを考慮する。

腹臥位換気チェックリスト

腹臥位換気の適応
以下を満たす低酸素性呼吸不全：

$Pao_2 / Fio_2 \leqq 150$

びまん性の両側肺浸潤

（もし行っていれば）CTでの背側の浸潤影

最低限必要なスタッフ
呼吸療法士（あるいは資格があるその他のスタッフ）2人：気道と人工呼吸器を管理する

体位変換を行う4人（看護師, 医師, 看護助手, 呼吸療法士, 学生など）

スーパーバイザー1人：体位変換の作業そのものにはかかわらない

体位変換の過程

準備
目に潤滑剤を投与し, テープで眼瞼を閉じる

頭部や頸部から装飾具を外す

バイトブロックを外す

鎮痛薬, 鎮静薬, 筋弛緩薬をボーラスで投与する

Spo_2やETCO$_2$のモニターが装着されていて, 正常に機能していることを確認する

スタッフ配置
患者の両側に2人ずつ（計4人）体位変換のスタッフを配置する

呼吸療法士2人を患者の頭側に配置する

・1人は頭, 気道, 顔枕を管理する

・1人は人工呼吸器回路を管理し, バックアップを行う

スーパーバイザーを患者の足側に配置する

chapter 6 │ 腹臥位換気と筋弛緩　　**69**

パッド（仰臥位から腹臥位へ変換する場合）

フォームの顔枕：気管チューブが折れ曲がっていないことを確認する（フォームを切り取る必要があるかもしれない）

胸部, 骨盤下部, 向こうずねに枕を2つずつ

患者の身体に（頭からつま先まで）シーツをかけて, 枕ごと患者をぴったり包む

取り外し

中心静脈カテーテル（必要な薬剤のボーラス投与を行ってから）

動脈カテーテル

透析カテーテル

心電図モニター

気管チューブを人工呼吸器から外して,

・酸素を繋いだバッグに接続する

・患者の酸素化に応じて, バッグにつけたPEEP弁を適切なレベルに調節する

・人工呼吸器をスタンバイにする

体位変換

スーパーバイザーが各ステップを声に出して読み, チームのメンバーに口頭で確認する

スーパーバイザーは, 呼吸療法士が気道と人工呼吸器回路を管理していることを確認する

スーパーバイザーは, すべてのラインおよびリードの接続が外れていることを確認する（Spo_2とETCO$_2$のモニターは, 体位変換の邪魔にならない限り付けたままにしていてもよい）

スーパーバイザーの合図に従って, チームは患者を**左／右**（あらかじめ決めておく）側臥位にする。シーツを使って枕を身体に密着させたままにする

スーパーバイザーは，位置を変えなければならない物がないことを確認する

スーパーバイザーの合図に従って，チームは患者を**腹臥位／仰臥位**にする。枕と顔パッドが適切な位置にあることを確認する

呼吸療法士は，気管チューブの深さが変わっておらず，チューブが閉塞しておらず，$ETCO_2$の波形が適切であることを確認して，スーパーバイザーに報告する

腹臥位にした場合，体位変換のスタッフは，パッドが適切で，腕と脚の位置が不自然になっていないことを確認して，スーパーバイザーに報告する

仰臥位にした場合，体位変換のスタッフはパッドを取り除く

心電図モニターを取り付け，動脈カテーテルを接続し，薬剤／輸液の投与を再開する

16時間腹臥位換気を行い，そのあと8時間仰臥位にする。目と口腔のケアは必須である。経管チューブの先端が幽門よりも先にあれば，腹臥位でも経管栄養を行ってよいが，そうでないなら腹臥位の間は経管栄養は中断して，仰臥位にしている間に投与速度を上げるようにする。

chapter 7

吸入肺血管拡張薬

　陽圧呼吸は，前負荷と後負荷（左室での壁内外圧差）の両方を減少させるので，左室機能に対して有利に働く。しかし同時に，本来であれば低圧の肺血管系にも高い圧をかけるので，右室機能を悪化させることがある。加えて，低酸素性肺血管収縮も右室負荷を増大させる。ほとんどの場合，陽圧呼吸による血行動態への影響はそれほどなく，右室の拍出量を維持するには輸液を負荷すればよい。しかし患者によっては，肺高血圧と右室機能低下のために，心臓と肺の両方の機能に著しい悪影響がおよぶこともある。

　重症ARDSでは，右室機能低下や，時には明らかな右室不全さえ起こることがある。右室機能低下や右室不全は，広範型（massive）または亜広範型（submassive）の肺塞栓症，右室梗塞，既存の肺高血圧（慢性閉塞性肺疾患，閉塞性睡眠時無呼吸，結合組織疾患，原発性肺高血圧症などによる）の患者にもみられる。右室不全は特に治療が難しい。正常では右室の壁は薄く，低圧・低抵抗の条件で最もよく機能する。右室には左室のような筋肉量がないので，肺血管抵抗が急に上昇すると対応するのは難しい。ミルリノンやドブタミンのような強心薬を使って「心臓にムチを打つ」ことも可能だが，心拍出量が増加しても，同時に心筋による酸素消費量が増加するので，効果は相殺されることが多い。このような状況では，選択的肺血管拡張薬が有用かもしれない。

73

集中治療で最もよく使う肺血管拡張薬は，吸入用一酸化窒素（iNO）である。マスクまたは気管チューブからiNOを投与すると，肺の細動脈と毛細血管で迅速に血管拡張効果を発揮する。iNOが特に有利なのは，薬剤が到達する肺胞−毛細血管床でのみ血管を拡張させる点である。このため，重度の低酸素血症がある患者で換気−血流比を改善する効果がある。同じ生理学的作用がある薬剤としては，この他に吸入プロスタサイクリンを使用することもできる。プロスタサイクリンやアルプロスタジルのような肺血管拡張薬を静注投与することもできるが，血行動態に対する効果がはるかに強く，低血圧になってしまうことが多い。

　吸入プロスタサイクリンについては臨床試験があまり行われておらず，エビデンスは限られている。iNOのほうがはるかに広範に研究されてきているので，ここからはiNOの使用を中心に議論する。これは吸入プロスタサイクリンが有効ではないという意味ではなく，同じような臨床状況ではiNOと同様に作用するかもしれない。iNOも吸入プロスタサイクリンも，ARDSや右室不全の成人患者に対する使用は米国食品医薬品局（Food and Drug Administration：FDA）に承認されていないので，適応外の使用であることは知っておく必要がある。

　吸入肺血管拡張薬の魅力としては，薬剤が到達できる部分の肺でのみ選択的に血管を拡張させること，作用発現・消退の時間が短いこと，血行動態に対する副作用が最小限であることが挙げられる。また，代謝産物がないことも魅力の１つだと長年考えられ，iNOは肺毛細血管のヘモグロビンと反応すると直ちに不活性化されると信じられていた。しかし，これは最近の研究によると正しくない。iNOがヘモグロビンと反応すると，亜硝酸塩とS−ニ

トロソヘモグロビンが作られる。亜硝酸塩は組織でリサイクルされて一酸化窒素に戻り，全身の毛細血管拡張を引き起こすことがある。特に組織低酸素症がある状況では，S-ニトロソヘモグロビンからも一酸化窒素が産生される。このために，血管拡張と脱酸素化が起こり，ミトコンドリア機能不全をきたすことがある。このことは臨床試験でも示されており，iNO使用は腎不全のリスク上昇と相関している[33]。おそらく，iNOの代謝産物による有毒作用は腎臓に限ったものではなく，多臓器機能不全の一因になる可能性がある。

iNO と ARDS

選択的肺血管拡張によって，iNOはARDS患者の酸素化を改善する可能性がある。しかし，iNOによって生存率が改善すると示した研究はなく，9つの臨床試験を含む最近のメタ分析[34]は，「成人でも小児でも，低酸素血症の程度に関係なく，一酸化窒素はARDSの死亡率を低下させない」と結論づけている。酸素化は改善しても生存率は改善しない他の治療法の場合と同様に，死亡率への効果がない理由は，治療不応性の低酸素血症で死亡するARDS患者があまり多くないためであろう。ARDS患者の大多数は多臓器不全で死亡するので，有害な可能性があるiNOの代謝産物のために，さらに悪化する可能性がある。したがって，ARDSではiNOを「真の」救済的治療としてのみ使用すべきである。最適なケアを行っても$Pao_2/Fio_2 < 55$未満で，効果が証明されている他の救済的治療（腹臥位換気，VV ECMO）の適応にならない患者では有用かもしれない。

chapter 7 | 吸入肺血管拡張薬　　**75**

iNOと右室不全

　急性右室不全に対する主な治療は，輸液負荷と強心薬の投与である。ドブタミンとミルリノンは強心薬で，右室の収縮能を増大させる。ミルリノンはホスホジエステラーゼⅢ阻害剤で，肺循環に対する血管拡張作用もある。levosimendanにもカルシウム感受性を増強することによる強心作用と血管拡張作用があるが，現在米国では販売されていない[訳注4]。

　右室不全は，中等症〜重症の低酸素血症と肺機能不全に合併することが多い。従来の人工呼吸器モードでPEEPを高くしたり，気道圧開放換気（airway pressure release ventilation：APRV）のようなモードで平均気道圧を高くしたりすると，右室機能を悪化させて，肺血管の圧を上昇させることがある。肺血管抵抗を低下させて右室機能とガス交換を改善するために，一酸化窒素（NO）やプロスタサイクリンの吸入を行うことができる。

　右室不全に肺血管拡張薬の吸入を開始するときには，肺動脈カテーテルを使うことを強く薦める。心エコーでも収縮能を評価したり，肺動脈圧を測定したりできるが，持続して行うことはできないので，薬剤投与量を調節するのには理想的ではない。肺動脈カテーテルを使えば，肺動脈圧，心拍出量，$S\bar{v}o_2$を持続的に測定できる。また，肺血管抵抗の計算にも用いることができるので，肺動脈性肺高血圧症を起こす状態と，肺静脈性肺高血圧症に関連する状態を区別するのに非常に有用である。選択的肺血管拡張薬は，肺動脈性肺高血圧症でより効果的な傾向がある。

　肺血管抵抗（pulmonary vascular resistance：PVR）は，呼気終末で平均肺動脈圧と肺動脈閉塞圧を測定して，その差を心拍出量（L/

分）で割ることで計算できる。

$$肺血管抵抗（PVR）＝\frac{平均肺動脈圧－肺動脈閉塞圧}{心拍出量}$$

　平均肺動脈圧，肺動脈閉塞圧，心拍出量がすべて正常で，それぞれ20 mmHg，10 mmHg，5L／分の場合，肺血管抵抗は2 mmHg・分／L（Wood unit）になる。正常のPVRは2〜3 Wood unit[注7] である。平均肺動脈圧と肺動脈閉塞圧の両方が上昇するような状態（最も一般的なのは左室機能不全だが，僧帽弁や大動脈弁の疾患でも起こる）では，肺高血圧症があっても肺血管抵抗は正常なのが特徴である。このような状態は，肺静脈性肺高血圧症と呼ばれることが多い。左房圧が高いことから，血液を流すために右心の圧も高くなるのである。肺静脈性肺高血圧症では，どのような肺血管拡張薬を使うにしても注意しなければならない。平均肺動脈圧が低下しても肺動脈閉塞圧が上昇したままだと，肺水腫になることが多いためである。

　収縮能低下による重症のうっ血性心不全（congestive heart failure：CHF）がある患者を考えてみる。平均肺動脈圧は40 mmHg，肺動脈閉塞圧は30 mmHgだったとする。肺動脈閉塞圧（別名：肺動脈楔入圧）とは，左房圧を表す。拡張末期には左房から左室への血流が止まるので，左房圧と左室圧が等しくなる。重症のCHFで

[訳注4] 日本でも未発売。
[注7] PVRはdyne-sec-cm^{-5}の単位で示すことが多い。これはWood unitの値に79.9をかけて求められるが，なぜこの単位を使うのかよくわからない。筆者はWood unitを使ったほうが簡単だと思っている。

chapter 7 | 吸入肺血管拡張薬　　77

は左室拡張末期圧は上昇している。右室から肺血管を経由して左室へ血液を流す唯一の方法は、肺動脈圧を左室圧よりも高くすることである。ここで、この患者にiNOを開始したとしよう。すると、平均肺動脈圧は予想通り低下する。iNOは選択的肺血管拡張薬なので、左室後負荷は減少させず、左房圧は変化しない。平均肺動脈圧が低下して28 mmHgになり、左房圧が30 mmHgのままであれば、どうなるかわかるだろう。血液は逆向きに流れることになり、肺水腫や低血圧の原因になる。

　一方、肺動脈性肺高血圧症の特徴は、平均肺動脈圧と肺動脈閉塞圧の差が大きいことである。原因としては、血栓塞栓症や結合組織疾患、慢性低酸素血症などが多い。平均肺動脈圧が45 mmHg、肺動脈閉塞圧が15 mmHg、心拍出量が6 L／分の場合、PVRは5 Wood unitになり、肺動脈性肺高血圧症が示唆される。PVR≧4 Wood unitの右室機能不全は、肺血管拡張薬を投与することで改善する可能性がある。

　iNOにしてもプロスタサイクリンにしても補助療法であり、それ自体が治療ではないことは重要である。右室不全の原因となる状態は積極的に治療すべきである。肺塞栓症であれば抗凝固療法と血栓溶解療法、鎌状赤血球症患者の急性胸部症候群であれば抗菌薬と交換輸血、急性心筋梗塞であれば再灌流療法で治療する。右心不全では循環血液量に注意することがきわめて重要である。循環血液量が不足すれば必ず低血圧になってしまうし、逆に過剰になれば心室中隔が左室側に押しやられて、左室の充満を妨げることになる。心エコーや肺動脈カテーテルを指標に、循環血液量を適正に保つために利尿薬や腎代替療法を用いる。

iNOと吸入プロスタサイクリンの投与方法

　iNOを投与するための器具が市販されており, 信頼性と安全性に関して長い実績がある。承認されていない手作りの投与器具を使うと, iNOの投与量が正確でない可能性があり, また患者やスタッフを二酸化窒素中毒の危険にさらすおそれがある。市販のものを使うように!

　吸入プロスタサイクリンは, 生理食塩水と混ぜて, 人工呼吸器用のジェットネブライザーを使って投与できる。このためには, 人工呼吸器の吸気サイクルに合わせて調整できるエアゾール投与装置が必要になる。詳しい方法は文献35に記載されている。

iNOの初期投与

　iNOは20 ppmから開始する。反応があれば, 平均肺動脈圧は10%以上低下して, 通常はPao$_2$が20 mmHg以上上昇する。5〜10分以内に反応がない場合には, より高い濃度(40 ppmまたは80 ppm)で試すこともできるが, 反応する患者のほとんどでは20 ppmで効果がみられる。初期投与で反応がなければiNOを中止する。

　反応した患者では, 15〜30分ごとに5〜10 ppmずつ, 5 ppmになるまでiNOの用量を減らす。平均肺動脈圧が5 mmHg以上上昇するか, Spo$_2$が5%以上低下した場合には, 効果があった用量にまでiNOを増量して治療する。

chapter 7 | 吸入肺血管拡張薬　　79

iNO初期投与アルゴリズム

右室機能低下に対してiNOを考慮する
肺動脈カテーテルの使用が強く推奨される

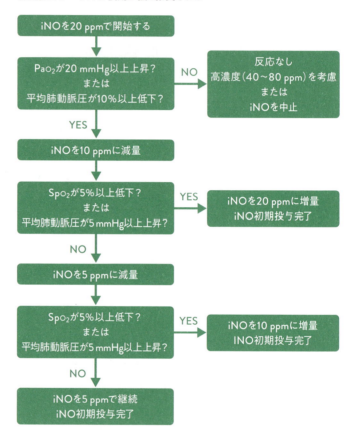

iNO からの離脱

　回復の徴候（ガス交換の改善，強心薬の減量）がみえ始めたら，iNO
を減量するか中止することができる。急に中断するとリバウンドで
低酸素血症になったり，肺高血圧症になることがあるので，ゆっく
りと減量する。

　5 ppmにまで下げられたら，iNOを漸減中止してもよい。30分
おきに1 ppmずつ減量する。平均肺動脈圧が5 mmHg以上上昇
したり，Spo_2が5%以上低下した場合には，iNOを5 ppmに戻し
12時間はそのままにする。iNOが2 ppmになったら，シルデナフ
ィル20 mgを（まだ投与していなければ）1回投与する。これによって，
iNOを中断したときのリバウンドによる肺高血圧症を予防できる
かもしれない。シルデナフィルを投与したあとには，iNOを30分
おきに1 ppmずつ減量して中止する。

iNO離脱アルゴリズム

iNO 5 ppmで血行動態と呼吸状態が安定したら，減量を開始する

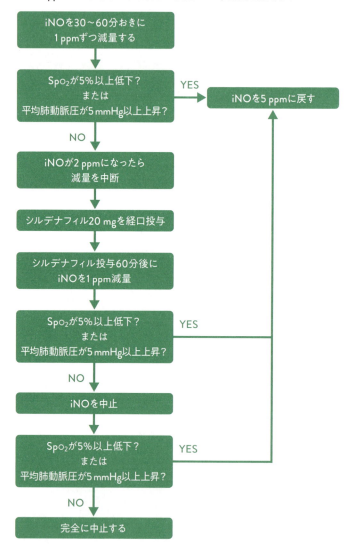

chapter 8

VV ECMO

　非常に重篤な肺疾患のために，十分なガス交換を保つのが不可能であるか，あるいはきわめて高い気道内圧と1回換気量を使ってようやく達成できるような場合がある。このような場合，救済的治療として静脈脱血−静脈送血体外式膜型人工肺(veno-venous extracorporeal membrane oxygenation：VV ECMO)を考慮する必要がある。本章では体外式補助についての概要のみを説明しており，使用根拠を読者が理解することを目標としている。実際にECMOを使って治療を行いたいのであれば，Extracorporeal Life Support Organization (ELSO)が主催するトレーニングプログラムに参加することを強く推奨する。

VV vs. VA

　静脈脱血−静脈送血ECMO (VV ECMO)と静脈脱血−動脈送血ECMO (veno-arterial ECMO：VA ECMO)はかなり異なる。VA ECMOのほうは，心肺バイパスに似ている。大腿静脈に留置したカニューレを使って静脈側から脱血し，ポンプで人工肺に血液を送り，完全に酸素化された血液を大腿動脈または鎖骨下動脈に留置したカニューレから患者に戻す(84ページの図)。新生児では頸動脈を使うことが多いが，成人では脳卒中の危険性があ

83

るためこれは避ける。VA ECMOを使えば，肺と心臓の両方を体外循環で補助することができる。ポンプからの血液によって，非常に重症の心不全でさえ補助できる。実際，成人におけるVA ECMOの主な適応は，治療不応性の心原性ショックである。

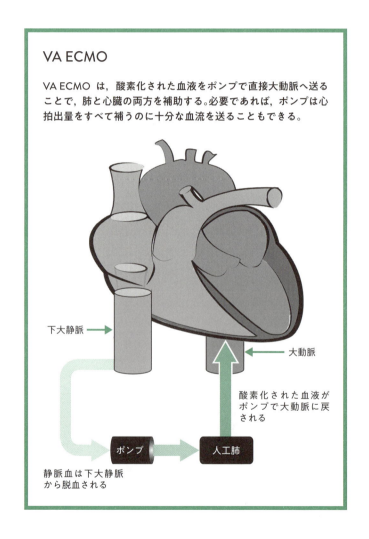

VA ECMO

VA ECMO は，酸素化された血液をポンプで直接大動脈へ送ることで，肺と心臓の両方を補助する。必要であれば，ポンプは心拍出量をすべて補うのに十分な血流を送ることもできる。

一方，VV ECMOは心臓を補助しない。大腿静脈に留置したカニューレを通して下大静脈から脱血し，ポンプで人工肺を通した後，内頸静脈に留置したカニューレを通して右房に送血する。

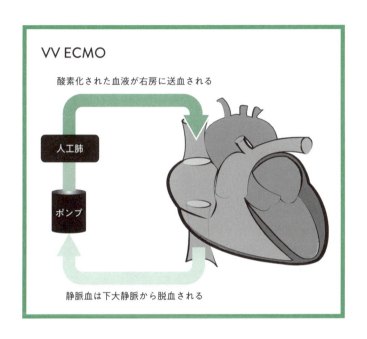

　デュアルルーメン・カニューレを使うこともできる。これは，デュアルルーメン血液透析カテーテルと同じように（ただし，4〜7L/分の流量に対応するために，はるかに径が大きい）機能する。右内頸静脈から挿入したデュアルルーメン・カニューレは，上大静脈を通って下大静脈に入る。脱血ポートはカニューレ先端にあり，下大静脈に位置する。経食道心エコーで確認しながらカニューレを操作して，送血ポートが三尖弁のほうに向くようにする。こうすることで，再循環のリスクを軽減するのに役立つ。

VV ECMO による 呼 吸 補 助 の 仕 組 み

VV ECMOを視覚的に理解するには，回路全体を右房の延長と考えるのが一番よい。通常，右房に戻ってくる静脈血のSvo_2は70〜80％だが，重度の低酸素血症がある患者でははるかに低く，50〜60％になることも珍しくない。静脈血が肺血管を通過する間に酸素が受け渡され，CO_2が取り除かれる（そしてCO_2は換気によって排出される）。重症ARDSでは，肺でのガス交換の程度は当然きわめて限られていて，Fio_2を100％にして高いPEEPを使っていても，Svo_2 50％からSao_2 80％に上昇する程度かもしれない。

VV ECMOを開始すると，静脈血の一部（すべてではない）がECMO回路へと脱血され，ポンプによって人工肺を4〜7L／分で流れる。血液が人工肺を通る間にヘモグロビンは完全に飽和し，Pao_2は400〜500 mmHgまで上昇することもある。Sao_2 100％になった血液は右房に戻って，残りの（脱血されなかった）静脈血と混合してから肺循環へ流れていく。静脈血の半分のSvo_2が60％で，残りの半分のSvo_2が（ECMOのおかげで）100％の場合，肺循環に流れる総静脈還流の$S\bar{v}o_2$はおよそ80％になる。ポンプ流量を増やせば，ECMO回路を通って酸素化される血液の割合が増えるので，最終的な$S\bar{v}o_2$はもっと高くなる。ほとんどの患者では，総静脈還流の$S\bar{v}o_2$が85〜90％になるまでECMOの流量を増加させることができる。

VV ECMOが本当にクールなのはここからだ。ここからの話には，酸素供給の原則（chapter 1参照）も理解している必要がある。心拍出量とヘモグロビンが十分に高ければ，軽度〜中等度の低酸素血症があっても組織への酸素供給は維持できる。言い換える

と, 心拍出量が十分で, 結合した酸素を運搬するのに十分なヘモグロビンがある限り, Sao_2が80〜85％でもまったく問題ない。

Sao_2は80〜85％でも（心拍出量とヘモグロビンが十分にあれば）十分で, VV ECMOを使えば$S\bar{v}o_2$を80〜85％に保てるのであれば, **肺でのガス交換はまったく必要ない**ことになる。これは非常に重要なポイントであり, なぜVV ECMOが重症ARDSの救済的治療として有効なのかを理解するための勘所である。静脈血の$S\bar{v}o_2$が85％で, もし肺を流れる血液に対して肺がまったく何もしなければ, 左房に到達する血液のSao_2は85％になる。心拍出量とヘモグロビンが十分あれば, Sao_2が85％でも十分なことはすでに確認しているので, 高いPEEPや高い呼吸回数, その他重症呼吸不全に対して通常行うような方法で「肺を痛めつける」必要はない。そのかわりに, 人工呼吸器は一般に「休息」設定とみなされるものにする。

ECMO回路でのガス交換は, 人工肺を通る血流と, 膜越しに流れる酸素によって行われる。人工肺を流れる酸素は, 膜中の血液から二酸化炭素を「掃き出す（sweep off）」ため, スウィープガスと呼ばれる。CO_2は酸素よりもはるかに溶解度が高いため, スウィープガスの流量を増やせば迅速に取り除くことができる。酸素化は, 人工肺を流れる血液流量を上げることによって上昇させることができる。簡単に言えば, 酸素化を調節するのは血液流量で, 換気を調節するのはスウィープガスだ。スウィープガスは通常2〜6L／分にする。回路を流れる血液の酸素化を最高にするため, スウィープガスのF_{IO_2}を最初は1.0に設定する。

chapter 8 | VV ECMO　　**87**

VV ECMOでの人工呼吸器「休息」設定 [注8]

- 従圧式換気（PCV）

- 呼吸回数10回／分

- 吸気時間1.0〜2.0秒：快適に呼吸できるように調節する

- 吸気圧25 cmH$_2$O

- PEEP 10 cmH$_2$O

- F$_{IO_2}$ 30%

VV ECMOの初期設定

- 血流速度を50〜60 mL／kgにする

- S$_{aO_2}$が80〜85%になるよう血液流量を調節する

- スウィープガスのF$_{IO_2}$を100%にする

- スウィープガスの流量を血液流量と大体同じにする

- P$_{aCO_2}$が35〜45 mmHgになるようスウィープガスの流量を調節する

　ほとんどの場合，人工呼吸器によるサポートが少しは必要になる。これはガス交換をよくするためではなく，患者が快適に呼吸できるようにするのと，合併症を予防するためである。VV ECMOを開始して抜管した場合，肺にまったく陽圧がかかっていなければ，肺胞はほぼ完全に虚脱して固くなってしまうので，著しい頻呼吸や呼吸困難が起こる。また，肺胞が固くなると気道から分泌

物を正常に排出できなくなり，肺炎や肺膿瘍の原因になることがある。

とはいえ，VV ECMO に関する最近の経験からは，患者が回復するにつれて，次第に人工呼吸器なしで長時間すごせるようになることが示されている。これは，たとえ VV ECMO を使っていても，早期に理学療法や離床を始められることを意味するので，重要である。デュアルルーメン・カニューレを内頸静脈に挿入していれば，理学療法や離床ははるかに容易になる。鎮静を減らして離床を始めるために，気管切開は可能な限り早く行うべきである。重症 ARDS の患者が，スタッフの押す ECMO 回路を後ろに従えて通路を歩いているのを見ることほどすばらしいものはない。

VV ECMO からの離脱

患者が回復し始めれば，スウィープガスの F_{IO_2} を下げられる。人工肺への血液流量のほうは，いったん決めたら減量しない。血液流量が少なくなると，回路内に血栓を作るリスクが増えるからだ。VV ECMO はとても大きな右房のようなもの，というのを忘れないようにする。スウィープガスの F_{IO_2} を低くすると，人工肺を通って流れる血液が受け取る酸素が減る。これは，患者の肺が行わなければならないガス交換の割合が増えることを意味する。スウィープガスの F_{IO_2} が 0.21 になると，ECMO 回路は酸素化に

［注8］呼吸不全に VV ECMO を使うそもそもの目的は，肺を休ませて回復させることなのを決して忘れないようにする。胸部 X 線で肺が真っ白になっていて，1回換気量が 100 mL 未満だったとしても，それでいいのだ！ ガス交換のために人工呼吸器を使う誘惑に打ち勝たなければならない。ガス交換は ECMO にしてもらうようにしよう。

chapter 8 | VV ECMO　　89

は何の貢献もしないことになり，人工呼吸器による低レベルの補助が酸素化をすべてまかなうようになる。血液は単に大きな右房を通って流れるだけで，酸素化の補助は受けていない。それでも患者の状態がよいのであれば，ECMOから離脱するタイミングである。

患者選択

　この判断が，重度の急性呼吸不全に対してVV ECMOを使用する際に最も困難な点となることが多い。長年にわたってECMOは，新生児呼吸促迫症候群，胎便吸引，先天性横隔膜ヘルニアのある新生児に主に使われてきた。しかし，近年では，もっと年長の小児患者や成人患者にもECMOが使われる機会が増えてきている。2009年のH1N1インフルエンザパンデミックで，救済的治療としてのECMO，特にVV ECMOへの関心が高まった。2009年に*Lancet*に掲載されたCESAR trialは，インフルエンザによる重症ARDS患者をECMOセンターに転院することで生存率が改善するのを示した[36]。この研究では，ECMO群に無作為に割り付けられた患者のうち，実際にECMOで治療されたのは75％にすぎなかったことは非常に興味深い。ECMOを使って治療すること自体ではなく，経験が豊富でECMOを含む救済的治療を行える大きな専門医療施設で治療することに真の利益があった可能性がある。

VV ECMO の適応

- 予測される死亡のリスクが50%以上の低酸素性呼吸不全
  a. 最適な治療を6時間以上行っているにもかかわらず, F_{IO_2} ＞90%で Pa_{O_2}/F_{IO_2} ＜150
  b. 最適な治療を6時間以上行っているにもかかわらず, Murray スコア[注9] ≧3
- 治療不応性の高二酸化炭素性呼吸不全があり, pH＜7.15
- 呼吸不全が急性発症で, 原因を治療できる可能性がある
- 年齢≦65歳
- 呼吸停止が目前に迫っていて, 最適な治療を行っても治療に反応しない(気道閉塞など)

VV ECMO の禁忌 [注10]

- 7日間以上にわたる非常に高い人工呼吸器設定(例: F_{IO_2} ≧ 90%, プラトー圧＞30, PEEP≧15)
- 抗凝固療法に対する禁忌
- 絶対好中球数＜500/mm³
- 重篤な中枢神経の損傷, またはその他の不可逆的な併存疾患
- 年齢＞65歳
- 慢性呼吸器疾患の進行による呼吸不全

[注9] http://cesar.lshtm.ac.uk/murrayscorecalculator.htm
[注10] 禁忌は相対的なもので, 絶対的ではないが, これらが存在すると治療失敗のリスクが高くなる。

VV ECMOを開始する前に，患者の状態を改善するために以下のステップを行う。ECMOカニューレを挿入する前にすべて行わなければならないわけではないが，優先度の高いものから順に並べている。

1. 肺保護換気：1回換気量を予想体重あたり4〜6 mL/kg，PEEPをARDS Networkのプロトコルに基づいて設定する
2. 気道圧開放換気（APRV）：P highを最高35 cmH$_2$Oまで上げる
3. 腹臥位換気：16時間行い，そのあと8時間仰臥位にする
4. 利尿または持続的腎代替療法（continuous renal replacement therapy：CRRT）：血行動態が許せば，乾燥体重の105％以内にする
5. 気管支鏡：気管・気管支の分泌物を吸引除去する

　上記の治療でも改善しなければ，VV ECMOチームの動員を考慮する。その他の救済的治療として，さらに次の2つを試すこともできる。

6. 吸入用一酸化窒素（iNO）
7. 高頻度振動換気（high frequency oscillatory ventilation：HFOV）

　Extracorporeal Life Support Organization（ELSO）のウェブサイト（www.elso.org）には，患者選択と専門施設への紹介について，専門家による広範なガイドラインが掲載されている。

VA ECMO での人工呼吸管理

この章の大部分は，重症呼吸不全の救済的治療としてのVV ECMOに関するものである。VV ECMOでの人工呼吸器管理は非常に簡単である。ECMO回路に働かせて，人工呼吸器は肺を傷つけずに開いておくためだけに使えばよい。先に述べた「休息」設定にすれば，1回換気量が100 mL未満になることもよくあるが，それでも大丈夫。結局のところ，VV ECMOを行うそもそもの目的は，患者の肺を休めて回復させることにあるのだから。

一方，VA ECMOでは，ECMO回路が酸素化された血液を大動脈に送るものの，大動脈起始部の血液は患者自身の心肺機能に依存する割合が高いことに注意する。これは，肺循環から左房そして左室へと流れる血液が，冠動脈入口部と大動脈弓に優先的に送られることを意味する。言い換えると，冠動脈への酸素供給は，ECMOを使っていても人工呼吸器に依存しているのである。身体の残りの部分，特に胸部下部や腹部には，ECMO回路から酸素が供給される。

心臓とECMOからの血流が正確にどのような割合で身体の異なる部位へ送られるかは，心臓の強さによって決まる。心機能がまったくない患者を考えてみる。この場合だと，冠動脈入口部を含む動脈の血流はすべてECMO回路から供給される。心機能が回復し始めると，患者自身の心臓が大動脈弓へと血液を拍出するようになる。心機能がよくなるにつれて，患者の心臓が，冠動脈や，大動脈弓の分岐血管へより多くの血液を送るようになる。心臓から拍出される血液が十分に酸素化されていなければ，下半身はECMO回路によって十分に酸素化されているが，上半身

chapter 8 | VV ECMO　　93

(脳を含む)は比較的低酸素であるといった状況になることもある。"blue nose syndrome"への治療は本書の範疇を超える。

　したがって，VA ECMOでの人工呼吸器を，VV ECMOのときのような「休息」設定にしてしまうと，心筋が低酸素症になってしまう危険性がある。F_{IO_2}とPEEPをより高く設定する必要があるかもしれない。VV ECMOのときとは異なり，ガス交換を適切にするように人工呼吸器設定を調節する必要がある。どの部位で採血した動脈血の血液ガスが最も正確なのかは，どこにECMOの動脈カニューレが位置しているかによる。ほとんどの場合，カニューレは大腿動脈から挿入して下行大動脈に留置する。冠動脈入口部の次に大動脈弓から分岐するのは右腕頭動脈なので，右橈骨動脈ラインから血液ガスの検体を採取すれば，患者自身の心臓による酸素供給を最も正確に測定できる。鎖骨下動脈にカニューレが留置されている場合，部位による酸素供給の差ははるかに小さくなる。この場合，カニューレが留置されている鎖骨下動脈と反対側の橈骨動脈に動脈ラインを留置するのが一般的である。

chapter 9

午前 2 時

　母親の言うことはいつも正しい。午前2時以降にいいことは何も起こらない。特に，ICUのようなところでは。真夜中に重症患者のところに呼ばれて，いい知らせがあることはまずない。

　この章では，最善の努力をしても人工呼吸器を装着した患者がよくならないか悪化している場合の，段階的なアプローチを示す。まずは状態が急変したときに確認すべきことを説明する。このうちの一部は『人工呼吸器の本　エッセンス』でも説明したが，もう1度読んでも害にはならないだろう。また，重症ARDSに対して人工呼吸器設定をエスカレートさせていくための段階的アルゴリズムや，急性肺傷害や閉塞性肺疾患での初期設定の指針も示す。本章のタイトルは「午前2時」だが，ここに示した内容は1日中どの時間にも役立つ。

まず最初に

　重症患者の状態が悪化したときには，まずはいつでも基本に戻ってABCを評価する。これはAdvanced Cardiac Life Support（ACLS）やAdvanced Trauma Life Support（ATLS）でも繰り返し教えられていることだが，それには理由がある。人工呼吸患者の場合には，「**Tube**（気管チューブ），**Sound**（呼吸音），**Sat**（酸素飽和度）」

95

の「TSS」を考えるようにする。気管チューブが適切な位置にあって，閉塞していないことを確認する。それにはカプノグラフィーが非常に役に立つ。胸部の聴診をして，両側の肺に空気が入っていっていることを確認し，喘鳴やラ音といった悪化の原因の手がかりがないか調べる。酸素化が十分であることを確認する。低酸素血症の原因は，器械の問題，肺の問題，心血管の問題，これらの組み合わせ，のいずれかである。

人工呼吸患者が急変したときの原因検索に役立つ語呂合わせとして，もう1つ「DOPES[注11]」がある：

- Displacement of the endotracheal tube（気管チューブの位置異常）：カプノグラフィーを使って気管チューブが気管内にあることを確認する。主気管支への挿管も患者の状態を悪化させることがある。チューブが深く入ると，通常は右主気管支に入るので，左肺の呼吸音が減弱している場合には気管チューブを数cm引いてみる。

- Obstruction of the endotracheal tube（気管チューブの閉塞）：ここでもカプノグラフィーが役立つ。吸引カテーテルが気管チューブに入りにくいのも手がかりになる。チューブが折れ曲がっていないことを確認する。分泌物による気管チューブの閉塞は，気管支鏡またはCAM Rescue Cath™[訳注5]を使って解除できることもある。疑いがあれば，喉頭鏡で見て，新しい気管チューブを使って再挿管する。

- Pneumothorax（気胸）：通常は胸部X線が役に立つが，すぐには撮影できないこともある。ベッドサイドで超音波検査を行えば，lung slidingがないことがわかる。緊張性気胸が懸念される場合（低血圧，低酸素血症，呼吸音が聞こえない）には，緊急で

減圧することを強く考慮しなければならない。

- Equipment malfunction（人工呼吸器の誤動作）：この原因を除外するのに最もよい方法は，気管チューブを人工呼吸器から取り外し，バッグに繋げて手動で換気し，その間に検索を行うことである。

- Stacked breaths（呼吸の重なり）：ほとんどの場合は重度の閉塞性肺疾患で起こる。auto-PEEPが進行すると，低血圧になったり脈が触れなくなったりすることがある。手動でバッグ換気するのが非常に困難であり，呼吸音が両側とも著しく減弱していることが手がかりになる。治療するには，気管チューブを人工呼吸器やバッグから取り外す。空気が気管チューブから勢いよく出ていき，その後で血行動態が改善すれば，auto-PEEPが原因であったことがわかる。呼吸回数をもっと少なくして，呼気時間が十分に長くなるように設定してから，人工呼吸器に再度接続する。

人 工 呼 吸 器 の 初 期 設 定

急性肺傷害（例：敗血症，外傷，ARDS，肺水腫）と閉塞性肺疾患（喘息，COPD）に分けて，人工呼吸器初期設定の一般的な指針を示す。細かな人工呼吸器管理はそれぞれの患者に応じて行う必要があり，一般的な原則は他のchapterで詳しく説明している。この指針の目的は，ICUまたは救急室で人工呼吸器を装着されてい

[注11] http://wikem.org/wiki/deterioration_after_intubation
[訳注5] バルーンカテーテルを使って，気管チューブに着いた分泌物を取り除く器具。

るほとんどの患者に使えるクイック・レファレンスを提供することである。

急性肺傷害での人工呼吸器初期設定
（ARDS, 敗血症, 外傷, 肺炎, 肺水腫）

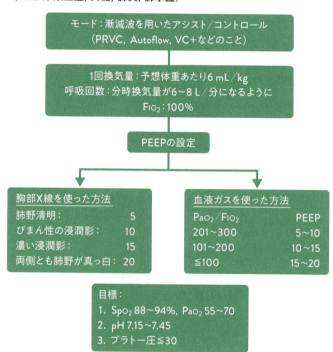

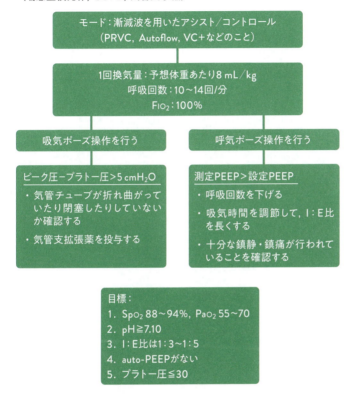

ARDSのためのエスカレート療法

時刻は午前2時。重症ARDSの患者を治療している。知っておくべきことは3つ。何から始めるべきか、何を目標にすべきか、治療がうまくいかないときに何をすべきか、である。

最もエビデンスに基づいた推奨は，ARDS Networkに従って肺保護戦略を始めることである。具体的には，1回換気量を小さく（予想体重あたり4～6 mL/kg）して，虚脱しやすい肺を十分なPEEPで開いて安定化させる。先に示した肺傷害での指針に従えば，適切に初期設定を行い，目標を達成するために必要に応じて調節できるはずである。目標は，酸素化を適切にし，換気を（完璧ではなく）妥当な程度にして，肺胞にかかる圧（人工呼吸器でプラトー圧として表示される）を30 cmH$_2$O以下に保つことである。プラトー圧が30 cmH$_2$Oを超える場合，1回換気量を予想体重あたり5 mL/kg，さらには4 mL/kgまで下げるのが適切である。必要であれば呼吸回数設定を増やすこともできるが，たいていの場合，高二酸化炭素血症はそれほど危険ではないことは忘れないようにする。PEEPを調節するには，PEEP-F$_{IO_2}$表や，圧-容量曲線，食道内圧モニター，その他にchapter 4で説明した方法を用いることができる。

　ARDS Networkのアプローチでうまくいかない場合，治療をエスカレートさせる必要があるかもしれない。しかし，その前にまず，「うまくいっていない」というのがどういう意味なのか定義しなければならない。ほとんどの場合，ARDS Networkの人工呼吸器管理戦略を使えば，酸素化を適切にして肺保護を行うのに十分である。ここで述べるような救済的治療には，それほど強いエビデンスに基づいた推奨があるわけではないので，中等症～重症の呼吸不全でのみ考慮すべきである。臨床試験の多くはPao$_2$/F$_{IO_2}$≦150を基準にしていて，この基準は妥当なように思える。ここで示すアルゴリズムで使うために，「うまくいっていない」の定義を，「これまで述べたような方法を使って最適な治療を行っている

にもかかわらず，$Pao_2/Fio_2≦150$である」こととする。たとえば，1回換気量を小さくして，PEEPを15〜20 cmH₂Oにしているにもかかわらず$Pao_2/Fio_2≦150$であれば，ARDS Networkのアプローチが「うまくいっていない」とみなす。しかしこれは，必ずしも他の方法を試さなければならないという意味ではない。ある人工呼吸器モードや補助療法が失敗したと言えるのは，必要最低限の酸素化を保てなかったり，肺や血行動態への重大な悪影響があるときのみである。真に治療不応性の低酸素性呼吸不全とは，「最適な治療を行っているにもかかわらず$Pao_2/Fio_2<55$」と定義するのが適切だろう。

ARDSのエスカレーションアルゴリズム

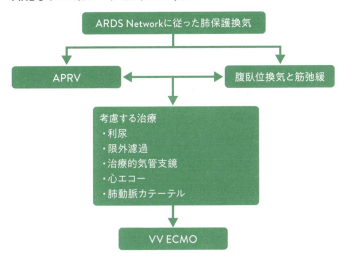

真に治療不応性の低酸素血症に対する
救済的治療としてのみ考慮

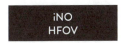

気 道 圧 開 放 換 気 [注12]

　ARDSへの救済的人工呼吸器モードで筆者が頼りにしているのは，気道圧開放換気(airway pressure release ventilation：APRV)である。APRVには，肺胞に過度に高い圧をかけずに平均気道内圧を高くするという働きがある。人工呼吸器は圧を吸気圧(P high)まで上げて，そこで3〜4秒間あるいはもっと長い時間保つ。ごく短い時間(通常は1秒未満)圧を開放する間に，空気は肺から出ていき，CO_2を排出する。その後，人工呼吸器は圧をまたP highにまで急速に上げて，肺を広げる。

　APRVは，びまん性の両側肺傷害では非常にうまくいく。片方の肺がもう一方に比べてひどく悪い場合にはそれほどうまくいかず，また，顕著な閉塞性肺疾患がある場合も空気とらえこみ(air trapping)が起こるためうまくいかない。循環動態が不安定な患者でも，気道内圧によって静脈還流や肺循環に影響が出るようであれば，APRVではうまくいかない。とはいえ，APRVはARDS患者のほとんどで有効に使うことができ，また自発呼吸を許容したり，深い鎮静や筋弛緩を要しないといったメリットもある。

腹 臥 位 換 気 と 筋 弛 緩

　重症ARDS患者にAPRVの禁忌があったり，APRVでうまくいかない場合には，腹臥位換気を(通常は筋弛緩と併せて)推奨するに足るエビデンスがあると考えている。腹臥位換気の成否の大部分は，スタッフのトレーニングが行き届いているか，そして圧傷害を起こしたり生命維持装置が抜けたりといった合併症を慎重に

APRVの設定フローチャート

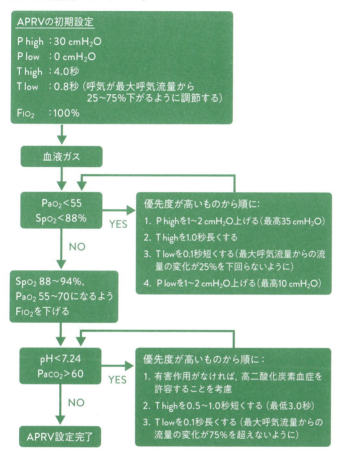

避けられるかにかかっている。したがって，定期的にICUスタッフにトレーニングを行うことが必要で，患者の体位を変えるたび

[注12] 自分で言うのもなんだが，APRVに関しては『人工呼吸の本 エッセンス』に非常によい章がある！

にチェックリストを使用することも強く推奨される。肺傷害を防ぐためには，人工呼吸器設定をARDS Networkのように保ち，ガス交換の目標も同じにする。

筋弛緩薬を使うのであれば，本書のchapter 6で理由を説明したように，cisatracuriumを第一選択薬にする。筋弛緩薬が蓄積して作用が遷延することがないよう，1日に1回は中断することが望ましい。

腹臥位換気を16時間行い，その後の8時間は仰臥位にする。回復の徴候が見え始めるまで腹臥位換気と筋弛緩は継続する。ほとんどの場合，仰臥位で筋弛緩がかかっていないとき$Pao_2/Fio_2 > 150$になれば中止のタイミングであろう。

併 用 療 法

ARDSの治療では呼吸補助に重点を置くが，循環血液量が過剰であったり，気道分泌物が多かったり，心機能が悪くても，重症呼吸不全の一因となることを忘れないようにする。最適な人工呼吸器サポートを行うのに加えて，以下を考慮する：

- 利尿または限外濾過：可能であれば，「乾燥体重」の105％を目標にする。循環血液量過剰は，人工呼吸患者に低酸素血症が遷延するときの原因として特に多い。
- 治療的気管支鏡：気管・気管支から分泌物を除去するため。呼吸不全の主な原因が感染症または肺胞出血である場合には，診断にも役立つ。
- 心エコーまたは肺動脈カテーテル：心機能障害を見つけて治療するため。

104

VV ECMO

VV ECMOは，呼吸不全に対する究極の救済的治療である。ECMOの機能とは，肺の問題をいったん棚上げして，肺を休ませて回復させることである。VV ECMOの適応については，本書のchapter 8で説明している。VV ECMOには重大なリスクがある。カニューレは非常に太いし，回路の維持に必要な抗凝固療法のために重大な出血が起こり，繰り返し輸血が必要になることも多い。また，かなりの医療資源が必要になるので，ECMOセンターでのみ行うことができる。それにもかかわらず，成人患者の重症呼吸不全に対する補助の方法として，VV ECMOが使われることが増えている。患者の状態が悪化していてECMOが必要になりそうなら，可能な限り早めにECMOセンターへの転送を手配する。

その他の救済的治療

ARDSに対する救済的治療のうち，少なくとも成人患者に対しては文献による裏付けがないものに，吸入用一酸化窒素(iNO)と高頻度振動換気(HFOV)がある。この2つに価値がないという意味ではないが，発表されているデータに基づくと，一般的な治療アルゴリズムには含めるべきではない。

chapter 7ですでに説明したように，iNOは急性右室不全の治療に有用なことがある。しかし，ARDS患者では死亡率を改善するとは示されておらず，研究によってはむしろ害になるとするものもある。そのため，iNOを使用するのは，明らかな急性右室不全

や肺動脈性肺高血圧症がある場合か，あるいは真に治療不応性の低酸素血症（$Pao_2/Fio_2 < 55$）があるARDS患者で，他の救助療法が失敗したか適応にならない場合に限定すべきである。

　HFOVは，救済的治療としてかつてはよく使われた。2013年に発表された多施設試験OSCILLATE trialは，中等症〜重症ARDSの治療早期でのHFOV使用を検討したが，有効であるというエビデンスはなく，院内死亡率を上昇させる傾向があった[37]。ARDSに対するHFOVの効果を検証した別の多施設試験OSCAR trialでも似た結果になり[38]，OSCILLATE trialの結果が裏付けられた。このためHFOVの使用は，大きな気管支胸膜瘻のような特別な適応がある場合か，真の治療不応性の低酸素血症（$Pao_2/Fio_2 < 55$）があるが，他の救助療法が失敗したか適応にならない場合に限定すべきである。

HFOVの設定フローチャート

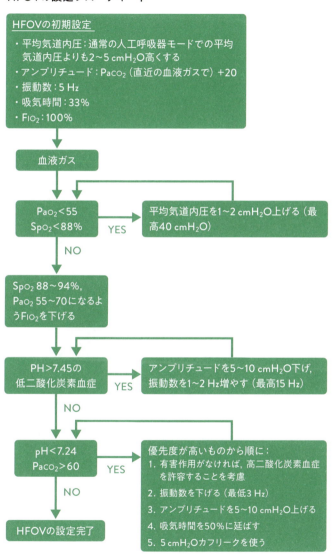

参 考 文 献

1. Hickling KG, Henderson SJ, Jackson R. Low mortality associated with low volume pressure limited ventilation with permissive hypercapnia in severe adult respiratory distress syndrome. *Intensive Care Med* 1990; 16: 372-377. PMID：2246418

2. Hickling KG, Walsh J, Henderson S, Jackson R. Low mortality rate in adult respiratory distress syndrome using low-volume, pressure-limited ventilation with permissive hypercapnia: a prospective study. *Crit Care Med* 1994; 22: 1568-1578. PMID：7924367

3. Acute Respiratory Distress Syndrome Network, Brower RG, Matthay MA, et al. Ventilation with lower tidal volumes as compared with traditional tidal volumes for acute lung injury and the acute respiratory distress syndrome. *N Engl J Med* 2000; 342: 1301-1308. PMID：10793162

4. Frumin MJ, Epstein RM, Cohen G. Apneic oxygenation in man. *Anesthesiology* 1959; 20: 789-798. PMID：13825447

5. Hotchkiss JR, Blanch L, Murias G, et al. Effects of decreased respiratory frequency on ventilator-induced lung injury. *Am J Respir Crit Care Med* 2000; 161: 463-468. PMID：10673186

6. Laffey JG, O' Croinin D, McLoughlin P, Kavanagh BP. Permissive hypercapnia—role in protective lung ventilator strategies. *Applied Physiology in Intensive Care Medicine* 2nd ed(pp. 111-120). Springer Berlin Heidelberg.

7. Akca O, Doufas AG, Morioka N, et al. Hypercapnia improves tissue oxygenation. *Anesthesiology* 2002; 97: 801-806. PMID：12357143

8. Mekontso Dessap A, Charron C, Devaquet J, et al. Impact of acute hypercapnia and augmented positive end-expiratory pressure on right ventricle function in severe acute respiratory distress syndrome. *Intensive Care Med* 2009; 35: 1850-1858. PMID：19652953

9. Petridis AK, Doukas A, Kienke S. et al. The effect of lung-protective permissive hypercapnia in intracerebral pressure in patients with subarachnoid haemorrhage and ARDS. A retrospective study. *Acta Neurochir* 2010; 152: 2143. PMID: 20700747

10. Beckman JS, Koppenol WH. Nitric oxide, superoxide, and peroxynitrite: the good, the bad, and ugly. *Am J Physiol* 1996; 271: C1424-C1437. PMID：8944624

11. O' Croinin DF, Nichol AD, Hopkins N, et al. Sustained hypercapnic acidosis during pulmonary infection increases bacterial load and worsens lung

injury. *Crit Care Med* 2008; 36: 2128-2135.　PMID : 18552698

12. Brower RG, Lanken PN, et al, National Heart, Lung, and Blood Institute ARDS Clinical Trials Network. Higher versus lower positive end-expiratory pressures in patients with the acute respiratory distress syndrome. *N Engl J Med* 2004; 351: 327-336.　PMID : 15269312

13. Crotti S, Mascheroni D, Caironi P, et al. Recruitment and derecruitment during acute respiratory failure: a clinical study. *Am J Respir Crit Care Med* 2001; 164:131-140.　PMID : 11435251

14. Mercat A, Richard JC, Vielle B, et al. Positive end-expiratory pressure setting in adults with acute lung injury and acute respiratory distress syndrome: a randomized controlled trial. *JAMA* 2008; 299:646-655.　PMID : 18270353

15. Washko GR, O' Donnell CR, Loring SH. Volume-related and volume-independent effects of posture on esophageal and transpulmonary pressures in healthy subjects. *J Appl Physiol* 2006; 100:753-758.　PMID : 16306256

16. http://www.coopersurgical.com/Products/Detail/Esophageal-Balloon-Catheter-Set

17. Talmor D, Sarge T, Malhotra A, et al. Mechanical ventilation guided by esophageal pressure in acute lung injury. *N Engl J Med* 2008; 359:2095-2104. PMID : 19001507

18. Chiumello D, Cressoni M, Carlesso E, et al. Bedside selection of positive end expiratory pressure in mild, moderate, and severe acute respiratory distress syndrome. *Crit Care Med* 2014; 42:252-264.　PMID : 24196193

19. Gattinoni L, Carlesso E, Brazzi L, et al. Friday night ventilation: a safety starting tool kit for mechanically ventilated patients. *Minerva Anestesiol* 2014; 80:1046-1057.　PMID : 24847737

20. Peters JI, Stupka JE, Singh H, et al. Status asthmaticus in the medical intensive care unit: a 30-year experience. *Respir Med* 2012; 106:344-348. PMID : 22188845

21. Tassaux D, Jolliet P, Thouret JM, et al. Calibration of seven ICU ventilators for mechanical ventilation with helium-oxygen mixtures. *Am J Respir Crit Care Med* 1999; 160: 22-32.　PMID : 10390375

22. Venkataraman, ST. Heliox during mechanical ventilation. *Respir Care* 2006; 51: 632-639.　PMID : 16723040

23. Goyal S, Agrawal A. Ketamine in status asthmaticus: a review. *Indian J Crit Care Med* 2013; 17: 154-161.　PMID : 24082612

24. Strayer RJ, Nelson LS. Adverse events associated with ketamine for procedural sedation in adults. *Am J Emerg Med* 2008; 26: 985-1028. PMID : 19091264

25. Kuyper LM, Paré PD, Hogg JC, et al. Characterization of airway plugging in fatal asthma. *Am J Med* 2003; 115: 6-11.　PMID：12867228

26. Guérin C, Reignier J, Richard JC, et al, PROSEVA Study Group. Prone positioning in severe acute respiratory distress syndrome. *N Engl J Med* 2013; 368: 2159.　PMID：23688302

27. Papazian L, Forel JM, Gacouin A, et al. Neuromuscular blockers in early acute respiratory distress syndrome. *N Engl J Med* 2010; 363: 1107-1116. PMID: 20843245

28. Gattinoni L, Tognoni G, Pesenti A, et al, Prone-Supine Study Group. Effect of prone positioning on the survival of patients with acute respiratory failure. *N Engl J Med* 2001; 345: 568-573.　PMID：11529210

29. Guérin C, Gaillard S, Lemasson S, et al. Effects of systematic prone positioning in hypoxemic acute respiratory failure: a randomized controlled trial. *JAMA* 2004; 292: 2379-2387.　PMID：15547166

30. Taccone P, Pesenti A, Latini R, et al, Prone-Supine II Study Group. Prone positioning in patients with moderate and severe acute respiratory distress syndrome: a randomized controlled trial. *JAMA* 2009; 302: 1977-1984. PMID：19903918

31. Forel JM, Roch A, Marin V, et al. Neuromuscular blocking agents decrease inflammatory response in patients presenting with acute respiratory distress syndrome. *Crit Care Med* 2006; 34: 2749-2757.　PMID：16932229

32. Gainnier M, Roch A, Forel JM, et al. Effect of neuromuscular blocking agents on gas exchange in patients presenting with acute respiratory distress syndrome. *Crit Care Med* 2004; 32: 113-119.　PMID：14707568

33. Adhikari NK, Burns KE, Friedrich JO, et al. Effect of nitric oxide on oxygenation and mortality in acute lung injury: systematic review and meta-analysis. *BMJ* 2007; 334: 779.　PMID：17383982

34. Adhikari NK, Dellinger RP, Lundin S, et al. Inhaled nitric oxide does not reduce mortality in patients with acute respiratory distress syndrome regardless of severity: systematic review and meta-analysis. *Crit Care Med* 2014; 42: 404-412.　PMID：24132038

35. Siobal MS, Kallet RH, Pittet JF, et al. Description and evaluation of a delivery system for aerosolized prostacyclin. *Respir Care* 2003; 48: 742-753. PMID: 12890294

36. Peek GJ, Mugford M, Tiruvoipati R, et al. Efficacy and economic assessment of conventional ventilatory support versus extracorporeal membrane oxygenation for severe adult respiratory failure (CESAR): a multicenter randomized controlled trial. *Lancet* 2009; 374: 1351-1363.　PMID：

19762075

37. Ferguson ND, Cook DJ, Guyatt GH, et al. High-frequency oscillation in early acute respiratory distress syndrome. *N Engl J Med* 2013; 368: 795-805. PMID: 23339639

38. Young D, Lamb SE, Shah S, et al. High-frequency oscillation for acute respiratory distress syndrome. *N Engl J Med* 2013; 368: 806-813. PMID : 23339638

索 引

数詞・欧文索引

5cmH$_2$Oカフリーク　107
β_2刺激薬　47

ACLS (Advanced Cardiac Life Support)　95
ACURASYS trial　61, 65
air hunger　51
air trapping　52, 102
ALVEOLI study　33
APRV (airway pressure release ventilation)　76, 92, 102
ARDS (acute respiratory distress syndrome)　17, 97, 98
ARDS Network　12, 17, 32, 92, 100, 104
ARMA study　17, 18
ATLS (Advanced Trauma Life Support)　95
auto-PEEP　50, 97
Autoflow　98

C.O.（心拍出量）　2
Cao$_2$（動脈血酸素含量）　1
CHF (congestive heart failure)　77
cisatracurium　53, 61, 65, 68, 104
COPD　97
CPAP (continuous positive airway pressure)　31
CRRT (continuous renal replacement therapy)　92
C$\bar{v}$o$_2$（混合静脈血酸素含有量）　4

Do$_2$（酸素供給量）　2
Do$_2$I　3
DOPES　96
DVT (deep vein thrombosis)　60
dyne-sec-cm^{-5}　77

ECMO (extracorporeal membrane oxygenation)　83

ECMOセンター　90, 105
ELSO (Extracorporeal Life Support Organization)　83, 92
ETCO$_2$　69
ExPress trial　40

Heliox　54
HFOV (high frequency oscillatory ventilation)　92, 105

ICU-acquired weakness (ICU-AW)　65
iNO　74, 92, 105

"less is more"　66
levosimendan　76
LIP (lower inflection point)　36

Murray スコア　91

NaHCO$_3$（炭酸水素ナトリウム）　20

O$_2$ER（酸素摂取率）　9
OSCAR trial　106
OSCILLATE trial　106

P-V（圧-容量）曲線　36
pancronium　68
PCV (pressure-controlled ventilation)　35, 38
PEEP (positive end-expiratory pressure)　31
permissive hypercapnia　17, 53
Prone-Supine Ⅱ　64
PROSEVA trial　61, 63
PRVC (pressure-regulated volume control)　38, 98
pulsus paradoxus　49
PVR (pulmonary vascular resistance)　76

113

RASS (Richmond agitation-sedation scale)　52

S-ニトロソヘモグロビン　74
Scvo$_2$（中心静脈血酸素飽和度）　8
stress index　45
Svo$_2$（混合静脈血酸素飽和度）　4

THAM (tris-hydroxymethyl aminomethane)　21
TSS　96

UIP (upper inflection point)　36

VA ECMO (veno-arterial ECMO)　83
VC+　98
VCV (volume-controlled ventilation)　35
VILI (ventilator-induced lung injury)　18, 25, 32
Vo$_2$（酸素消費量）　4
Vo$_2$I　4
VV ECMO (veno-venous ECMO)　83

Wood unit　77

ZEEP　53

和文索引

あ

亜硝酸塩　74
圧補正従量式（PRVC）　38
圧−容量曲線　36
アーネスト・シャクルトン　28
アンプリチュード　107

インフルエンザ　90

ウィンストン・チャーチル　30
右室機能低下　73
右室梗塞　73
右室不全　22, 76, 105
うっ血性心不全（CHF）　77

か

外傷　97
カート・ヴォネガット　28
カプノグラフィー　96
下変曲点（LIP）　36
鎌状赤血球症　78

気管支鏡　58, 92, 96, 104
気管支胸膜瘻　34, 106
気管支攣縮　47, 99
気管切開　28
気胸　18, 49, 96
気縦隔　18

気道圧開放換気（APRV）　76, 92, 102
奇脈　49
吸気圧　35
吸気ポーズ　48, 99
吸収性無気肺　13
急性胸部症候群　78
急性呼吸促迫症候群（ARDS）　17
急性肺傷害　97
吸入用一酸化窒素（iNO）　74, 92, 105
胸腔内圧　41
胸壁コンプライアンス　34, 41, 43, 62, 68
筋弛緩　61, 102
筋弛緩薬　53
緊張性気胸　96

空気飢餓感　51
空気とらえこみ　52, 102

経肺圧　41
ケタミン　57, 99
血液流量　87
限外濾過　104

高圧酸素療法　2
抗凝固療法　105
抗コリン薬　47
高酸素血症　13

高二酸化炭素許容人工換気法　17, 53
高二酸化炭素血症　17
高頻度振動換気（HFOV）　92, 105
後負荷　73
呼気終末陽圧（PEEP）　31
呼気ポーズ　50, 99
呼吸器系コンプライアンス　36, 40
呼吸性アシドーシス　17, 18, 21, 59
混合静脈血酸素含有量（$C\bar{v}_{O_2}$）　4
混合静脈血酸素飽和度（$S\bar{v}_{O_2}$）　4
最高気道内圧　31, 51

さ

サミュエル・ジョンソン　25
酸素含有量　1
酸素供給量（D_{O_2}）　2
酸素消費量（V_{O_2}）　4
酸素摂取率（O_2ER）　9
酸素毒性　13

持続気道陽圧（CPAP）　31
持続的腎代替療法（CRRT）　92
シャント　25, 31
従圧式換気（PCV）　35, 38
従量式換気（VCV）　35
上変曲点（UIP）　36
食道内圧　43
食道バルーンカテーテル　43
シルデナフィル　81
心エコー　76, 104
人工呼吸器関連肺傷害（VILI）　18, 25, 32
新生児呼吸促迫症候群　90
腎代替療法　78
振動数　107
心拍出量（C.O.）　2
深部静脈血栓症（DVT）　60

スウィープガス　87

喘息　97
喘息重積発作　18, 47
先天性横隔膜ヘルニア　90
前負荷　73

た

胎便吸引　90
炭酸水素ナトリウム（$NaHCO_3$）　20, 54

チェックリスト　64, 104
中心静脈血酸素飽和度（S_{CVO_2}）　8

低酸素性閾値　6
低酸素性肺血管収縮　73
デュアルルーメン・カニューレ　85

頭蓋内圧亢進　22, 68
動的過膨張　18, 49
動脈血酸素含有量（Ca_{O_2}）　1
ドブタミン　73, 76
ドライビングプレッシャー　37, 40,
　　「吸気圧」もみよ
トリスヒドロキシメチルアミノメタン
　　（THAM）　21

な

乳酸　12

粘液栓　49, 59

は

肺血管拡張薬　74
肺血管抵抗（PVR）　76
敗血症　97
肺高血圧　22, 73
肺静脈性肺高血圧症　76
肺水腫　97
肺塞栓症　73, 78
肺動脈圧　76
肺動脈カテーテル　4, 8, 76, 104
肺動脈性肺高血圧症　76, 78, 106
肺動脈閉塞圧　76
肺胞浸潤　31
肺保護戦略　100
バーバラ・タックマン　27

ピーク圧　31, 48, 51
ヒポクラテス　26

病的肥満　34

腹臥位換気　61, 92, 102
副腎皮質ステロイド　47, 68
腹部コンパートメント症候群　34, 67
プラトー圧　37, 40, 48, 100
プロスタサイクリン　74

平均肺動脈圧　76
閉塞性肺疾患　97
ベクロニウム　68
ヘモグロビン解離曲線　21
ヘリオックス　54, 99
ベンゾジアゼピン　57

ま

マーシャル・マクルーハン　27

ミルリノン　73, 76

無酸素性閾値　6

や・ら

容量傷害　18

リクルートメント手技　35
利尿　92, 104
利尿薬　78

著者／ウィリアム・オーウェンズ William Owens

サウスカロライナ州コロンビアの三次医療センター, Palmetto Health Richlandの集中治療室のディレクター。

Palmetto Health-USC Medical Groupの呼吸器内科・集中治療科・睡眠医学科の部長, サウスカロライナ大学の臨床准教授でもある。ピッツバーグ大学医学部スタッフの一員でもあった。

サウスカロライナ軍事大学, サウスカロライナ大学医学部を卒業。ルイジアナ州バトンルージュのEarl K. Longメディカルセンターの救急医療科で研修, フロリダ州タンパのサウスフロリダ大学集中治療科フェロー。救急医学と集中治療, 神経集中治療の専門医である。国内のさまざまな学会で発表を行うほか, 医学論文も発表している。

キャリアを通じて, 臨床医であり教育者である。きわめて重篤な疾患や外傷のある患者のケアについて, 医師・看護師・呼吸療法士への教育に力を入れている。集中治療における統合的アプローチの有効性について強い信念をもつとともに, 生理学の理論を念頭に, 思い込みに対して常に疑問を投げかけている。

サウスカロライナ州コロンビアにて, 妻と3人の子供, 2頭のセントバーナード犬と一緒に, 約60,000匹の蜂を養蜂しながら暮らす。マウンテンバイク, カヤック, ラクロス, そして家族での「冒険」を楽しんでいる。

訳者／田中 竜馬

Intermountain LDS Hospital 呼吸器内科・集中治療科医師。ICUメディカルディレクター。

京都大学医学部を卒業。沖縄県立中部病院にて初期研修ののち, St. Luke's-Roosevelt Hospital Centerにて内科研修, ユタ大学にて呼吸器内科・集中治療科フェロー。亀田総合病院 呼吸器内科および集中治療科 集中治療室室長を経て現職。米国内科専門医, 米国呼吸器内科専門医, 米国集中治療専門医である。

米国で臨床医療とベッドサイド教育に従事し, ときに研修医を凌ぐ長時間勤務を行うかたわら, 合間を縫って年に数度, 日本に帰国し, 「集中治療クラブ」の主任講師として集中治療や呼吸管理についての教育的イベントを開催。また『人工呼吸に活かす! 呼吸生理がわかる, 好きになる』(著), 『Dr.竜馬の病態で考える人工呼吸管理』(著), 『Dr.竜馬のやさしくわかる集中治療』(著), 『竜馬先生の血液ガス白熱講義150分』(著), 『集中治療999の謎』(編), 『ヘスとカクマレックのTHE人工呼吸ブック』(訳), 『人工呼吸器の本 エッセンス』(訳) など, 多数の著作物を発表している。

人工呼吸器の本 アドバンス　　　　　定価：本体 2,000 円＋税

2018 年 6 月 27 日発行　　第 1 版第 1 刷 ©

著　者　ウィリアム・オーウェンズ

訳　者　田中　竜馬
　　　　た なか　りょうま

発行者　株式会社 メディカル・サイエンス・インターナショナル

　　　　代表取締役　金子　浩平

　　　　東京都文京区本郷 1-28-36
　　　　郵便番号 113-0033　　電話 (03)5804-6050

　　　　　　　　　　　　印刷：日本制作センター／ブックデザイン：文京図案室

ISBN 978-4-89592-909-7　C 3047

本書の複製権・翻訳権・上映権・譲渡権・貸与権・公衆送信権（送信可能化権
を含む）は (株) メディカル・サイエンス・インターナショナルが保有します。
本書を無断で複製する行為（複写，スキャン，デジタルデータ化など）は，「私
的使用のための複製」など著作権法上の限られた例外を除き禁じられていま
す。大学，病院，診療所，企業などにおいて，業務上使用する目的（診療，研
究活動を含む）で上記の行為を行うことは，その使用範囲が内部的であっても，
私的使用には該当せず，違法です。また私的使用に該当する場合であっても，
代行業者等の第三者に依頼して上記の行為を行うことは違法となります。

　　　JCOPY 〈(社)出版者著作権管理機構 委託出版物〉

　　　本書の無断複写は著作権法上での例外を除き禁じられています。
　　　複写される場合は，そのつど事前に，(社)出版者著作権管理機構
　　　（電話 03-3513-6969，FAX 03-3513-6979，info@jcopy.or.jp）
　　　の許諾を得てください。